U0288019

老年患者
围手术期百问百答

中国老年医学学会麻醉学分会　组织编写

王国林　米卫东　名誉主编

闵　苏　曹江北　主　　编

林菁艳　王　新　副主编

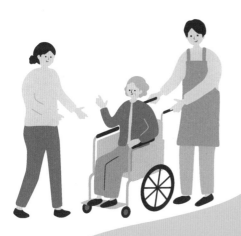

人民卫生出版社
·北京·

图书在版编目（CIP）数据

老年患者围手术期百问百答 / 闵苏，曹江北主编 . --
北京 : 人民卫生出版社，2025. 1. -- ISBN 978-7-117
-37473-6

Ⅰ. R619-44

中国国家版本馆 CIP 数据核字第 2025HM8691 号

人卫智网	**www.ipmph.com**	医学教育、学术、考试、健康，
		购书智慧智能综合服务平台
人卫官网	**www.pmph.com**	人卫官方资讯发布平台

老年患者围手术期百问百答
Laonian Huanzhe Weishoushuqi Baiwen Baida

主　　编：闵　苏　曹江北
出版发行：人民卫生出版社（中继线 010-59780011）
地　　址：北京市朝阳区潘家园南里 19 号
邮　　编：100021
E - mail：pmph @ pmph.com
购书热线：010-59787592　010-59787584　010-65264830
印　　刷：天津市光明印务有限公司
经　　销：新华书店
开　　本：710×1000　1/16　印张：9
字　　数：101 千字
版　　次：2025 年 1 月第 1 版
印　　次：2025 年 3 月第 1 次印刷
标准书号：ISBN 978-7-117-37473-6
定　　价：55.00 元

打击盗版举报电话：010-59787491　**E-mail**：**WQ @ pmph.com**
质量问题联系电话：010-59787234　**E-mail**：**zhiliang @ pmph.com**
数字融合服务电话：4001118166　　**E-mail**：**zengzhi @ pmph.com**

《老年患者围手术期百问百答》

编写委员会

名誉主编　王国林　米卫东
主　　编　闵　苏　曹江北
副 主 编　林菁艳　王　新
编　　者　(以姓氏笔画为序)

王　新　天津医科大学总医院
邓　碧　重庆市渝北区人民医院
史春婷　中国人民解放军总医院第一医学中心
孙泽贤　首都医科大学附属北京安贞医院
李　运　天津医科大学第二医院
闵　苏　重庆医科大学附属第一医院
林菁艳　川北医学院附属医院
罗　凯　川北医学院附属医院
郑晰化　天津医科大学总医院
屈梦瑶　中国人民解放军总医院第一医学中心
曹江北　中国人民解放军总医院第一医学中心
程文杰　重庆医科大学附属第一医院

绘　　图　张艺泷　中国人民解放军总医院第一医学中心

视频总策划　闵　苏
视频编制　陈　婧　刘　丹
领操人员　陈　婧　杜洵松　熊　伟　冉伟龙芝
配　　音　陈　婧
成员单位　重庆医科大学附属第一医院

2023 年我国人口普查结果显示：60 岁及以上人口占全国人口的 21.1%，其中 65 岁及以上人口占全国人口的 15.4%。世界卫生组织规定 65 岁以上人口占比超过 14% 为进入深度老龄化社会，无疑我们目前已经进入老龄化社会了。

据统计，65 岁以上老年人有半数在去世前至少经历一次手术治疗；而 65 岁及以上老年患者接受外科手术的比例占全部手术患者的 1/4 甚至 1/3。衰老、共病、衰弱等多方面因素，可导致围手术期发生不良事件风险显著增加，并可出现相关并发症非典型和延迟表现，如感觉和反应迟钝等，会耽误诊断与治疗，而影响手术患者的预后。因此，如何降低老年人围手术期风险、减少并发症及维护术后功能状态，成为医务人员、患者及家属重点关注的问题。

目前，关于老年患者围手术期的科普书籍尚不多见。由中国老年医学学会麻醉学分会组织，由闵苏教授和曹江北教授主编的《老年患者围手术期百问百答》这本科普书，以丰富的内容、多样的形式，围绕着老年患者本人、家属以及陪护人员关心的相关问题作出了详细的描述，回答了大家关心的问题。该书配合图文及视频内容来诠释着老年患者围手术期可能出现的问题及相应的解决手段，浅显易懂，是一本很好的科普书籍。

相信通过本书的阅读，能够回答读者所关注的老龄患者围手术期相关疑问，揭开临床麻醉相关的神秘面纱，让更多的人了解麻醉、手术及其对机体的影响；能够缓解患者及家属的焦虑紧张情绪，让其更从容地度过围手术期，更快速地实现术后康复。

2024 年 10 月

　　随着我国老龄化进程的加剧,我国老年人口越来越多。同时,接受手术治疗的老年患者也越来越多。为适应社会发展的需求和挑战,国家"十四五"健康规划中,对积极应对人口老龄化提出了具体要求,旨在为老年人提供更加完善优质的医疗保障。

　　老年人在日常生活、外出活动以及健身运动中,年老患病或者意外伤害也会时有出现,手术治疗常常成为这些患者和伤者的首选方案。每当此时,老年患者和家属都会面临许多疑问,比如:手术危险不危险?术前和术后都需要注意什么?手术过程中会不会疼痛?麻醉药会不会影响智力?手术后多久能恢复?

　　面对诸如此类的问题,《老年患者围手术期百问百答》进行了相关阐述,本书由经验丰富的专家撰写,内容充实,形式多样,语言生动,配合图片、视频,提高了本书的可读性和趣味性。

　　我们相信,本书会帮助更多老年患者、家属及陪护者,更好地了解麻醉和手术相关知识,从容面对围手术期,顺利治愈伤病,恢复健康生活。

2024 年 10 月

　　每当走入病房,许多老年患者的亲属,都会走向我问很多的问题。比如,"老人手术能不能做?老人的麻醉手术风险大吗?老人手术前要注意什么?老人手术以后会不会痛啊?"等。或者是患者自己问,"我能做手术吗?我的手术风险大吗?我手术前后都需要注意些什么?"等。可以看出在患者本人和家属内心的那种无助与期待,他们都祈望能平安地渡过老年人的手术当口。

　　于是,中国老年医学学会麻醉学分会决定为广大老年手术患者提供答疑解惑的科普读物,将老年患者想了解的手术麻醉问题以及关注率非常高的问题,用一种通俗的语言表达出来,让老年患者自己或者家属通过本书来了解他们所想知道的知识。让老年患者能做好即将到来的麻醉与手术的准备工作,了解术后还有许多方法可以用来缓解手术疼痛等。

　　随着社会进步和医疗技术水平的提升,我们麻醉医生不仅能全心全意维护老年手术患者的安全,降低他们麻醉手术期间的风险。更重要的是,我们也有责任和义务为他们传播和普及手术麻醉相关知识,让老年患者自己和家属也都知道,他们需要做什么、怎么做才能来配合好诊断治疗工作,以便大家一起来改善老年患者手术的预后,更好更快地促进康复。

　　在中国老年医学学会麻醉学分会王国林会长的关心和指导

下，我们积极成立了编写小组并制订了缜密的写作计划。首先，在决定撰写这本书的一开始，编写组成员从患者及家属和医护等多个角度进行了问题调查和意见征求，确立了本书所涉及的内容一定是目前大家所关注的热点话题。接着，我们对收集到的相关信息进行分类总结，制定本书的主要撰写纲目与内容，最后组织人员进行撰写。按照科普书籍的要求，在保证科学性的基础上，配合插图、视频，我们将专业性很强的麻醉医学知识转化成通俗易懂的问题回答。同时我们还采用配音朗读的方式，增加了对图书的阅读形式，满足不同老年患者的阅读需求。

全书分为两篇共 16 章，内容包括老年患者术前准备、复杂共病的麻醉手术风险、术前术后的疼痛处理以及各专科手术围手术期需要注意的重要事项等。内容几乎涵盖了老年患者手术前期、麻醉手术期以及术后恢复期所能遇到的常见问题。

最后，非常感谢在此书撰写过程中给予大力支持的所有人员，以及所有编写和创作人员，正是有了大家的支持和精心付出，我们才能顺利出版此书。我们有理由相信，随着这本书的出版，会让更多的老年人及家属获益。

编者
2024 年 10 月

目　录

第一篇　基础知识篇

第二篇 专科知识篇

第一篇

基础知识篇

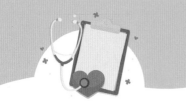

第一章 基础性疾病与手术麻醉

1. 老年高血压患者做麻醉手术需要注意什么

老年患者常会存在多种基础性疾病，如高血压、糖尿病等，这些基础性疾病大大增加了手术麻醉的风险。因此，术前需要通过药物等方法尽量调控相关基础性疾病。如果规律服用降压药，且近期血压控制良好，那是可以进行麻醉手术的。

对于术前高血压患者是否需要停用降压药，则需视具体情况而定：一般认为择期手术前血压应控制在150/90mmHg以内。但如果原发疾病危及生命需行急诊手术，则血压高低不应被视为麻醉手术的禁忌，但手术风险会明显增加。对于因术前血压控制不佳而推迟手术的患者，应在专科医生的指导下用药调控血压后再行手术，切不可私自加大药物剂量。常见的降压药一般分为利尿剂、β受体阻滞剂、钙通道阻滞剂、血管紧张素转化酶抑制剂和血管紧张素Ⅱ受体阻滞剂。一般认为血管紧张素转化酶抑制剂（普利类药物，如卡托普利、依那普利等）和血管紧张素Ⅱ受体阻滞剂（沙坦类药物，如缬沙坦、厄贝沙坦等）应在医生指导下停药。长期服用利尿剂可能导致体内电解质紊乱，故术前应在医生指导下停药2~3天。而一些临床上目前已较少使用的药物如利血平，应该严格控制，停药1周以上才能进行手术。

2. 做过支架植入的患者做麻醉手术需要注意什么

目前,合并有冠心病的老年患者越来越多,做过支架植入手术的老年患者需做其他手术的情况也越来越常见。一般来说,经医生评估风险后符合麻醉手术要求的患者是可以行麻醉手术的。冠心病和服用抗凝药分别会增加围手术期心血管意外和出血倾向的风险。冠心病应该在术前完善相关检查,评估心功能状态。针对近期(2 个月内)有心绞痛或者心力衰竭发作,心电图显示明显心肌缺血表现的患者,此时手术麻醉风险较大,应该推迟并择期手术。针对发生心肌梗死或者安放药物洗脱支架的患者,建议在 6 个月后心功能状态控制良好情况下再行择期手术。对于限期及急诊手术,时间间隔可适当放宽。

术前注意事项:

(1) 保持心情愉悦,避免过度劳累。

(2) 遵循医嘱,完善相关检查。

(3) 严格戒烟限酒,术前呼吸功能锻炼。

(4) 围手术期抗凝药应在心内科、麻醉科和外科医生三方联合指导下服用。

3. 心脏病患者做麻醉手术需要注意什么

心脏病患者的风险主要来自两方面,一方面是心脏疾病本身带来的风险,另一方面是麻醉或手术刺激带来或增加的风险。心脏疾病本身风险主要是心血管意外相关的风险,比如心律失常:心脏正常节律消失,心跳可偏快偏慢甚至停搏猝死。或者血栓形成甚至脱落造成栓塞。右心房栓子脱落可导致肺栓塞,外周栓子脱落可导致肾、脑等重要器官栓塞。其他还有心力衰竭及心肌梗死等。心脏疾病患者服用药物也可能会导致不良反应,如抗高血压药导致血压波动、出血倾向、电解质紊乱,以及心动过缓等。麻醉或者手术的刺激可能会增加上述风险的发生率,另外局部麻醉本身具有穿刺部位出血、血肿形成、感染、神经血管损伤及药物过敏等风险;全身麻醉具有口腔黏膜、牙齿损伤及苏醒延迟等风险。麻醉医师会综合上述风险及患者本人基础情况进行评估,交代相应风险和制定最佳的麻醉方案。知己知彼百战不殆,麻醉医生也是如此,"不打无准备之仗"。因此,经医生评估风险后是可以进行麻醉手术的。

资源1

扫码看视频,学习 ERAS 基础操——围手术期加速康复操

4. 呼吸系统疾病患者做麻醉手术需要注意什么

不同的呼吸系统疾病对老年患者手术麻醉有不同的影响。麻醉医生最关注患者的呼吸和循环,所以呼吸系统疾病对于手术麻醉有着重要影响。对于急性呼吸道感染(如肺炎、支气管炎、感冒等)的患者,建议感染完全控制 2~4 周后再行择期手术,感染控制后围手术期风险较小。对于慢性呼吸道感染(如肺结核、慢性肺脓肿、支气管扩张等)的患者,建议术前加强抗感染及体位引流排痰,此类患者肺功能一般较差,对麻醉有一定的影响。对于一些呼吸道特殊疾病(如哮喘)的患者,应了解诱发因素及缓解药物使用情况,警惕术中发生支气管痉挛对麻醉的影响,近期发作频繁患者建议哮喘发作控制稳定后行择期手术。无论是否合并呼吸系统疾病,术前均应严格戒烟 2 周以上,可减少围手术期肺部并发

资源2

扫码看视频,学习呼吸操——呼吸运动

症及改善预后。对于合并呼吸系统疾病或者行胸科手术患者,术前 1 周应该坚持行呼吸功能锻炼。

5. 糖尿病患者做麻醉手术需要注意什么

糖尿病长期服药控制血糖在正常范围内是正确的做法,对于手术麻醉是没有影响的。但如果血糖控制不良或者已经发生糖尿病相关并发症,则会对手术麻醉产生一定影响。血糖控制不良可于术中发生严重高血糖或低血糖,两者都可以导致术后苏醒延迟,因为当血糖达到或超过 33.3mmol/L 时可导致高渗高血糖综合征,当血糖低于 2.8mmol/L 时可发生低血糖昏迷。除此之外,还可能发生糖尿病酮症酸中毒、感染性疾病、糖尿病肾病、动脉粥样硬化、神经系统疾病等多种并发症,从各个方面影响患者预后。所以糖尿病患者,饮食控制不能维持血糖在正常范围内时,就应该坚持长期服药或者使用胰岛素(在医生指导下用药)并定期检测血糖,控制血糖在正常范围内,减少或延缓并发症的发生。对于术前降糖药是否停药,服用长效降糖药患者应该在术前 1~2 周换为短效降糖药并于手术当天停用;服用短效降糖药患者应于手术当天停用(在医生指导下停药)。对于糖尿病患者,麻醉医生会于术中定期监测血糖及电解质情况,便于及时发现问题及时处理,保证围手术期安全。

6. 既往有过脑梗死的患者做麻醉手术需要注意什么

患者有脑梗死病史是否能做手术需要根据患者的脑梗死病史和手术的紧急程度来综合判断。脑梗死发生后复查若无新发脑梗死,那么间隔 3 个月以上再行择期手术是相对安全的。既往脑梗死病史会增加患者围手术期再发脑梗死的风险,急性期(3 个月内)风险更大,所以通常推荐病情稳定后再行择期手术。对于脑梗死病灶小、症状轻微,基础性疾病情况危急需行限期手术患者,脑梗死时间虽不满 3 个月,可经麻醉医生和神经内外科医生评估风险后行麻醉手术。而如果患者病情危急需行急诊手术且脑梗死时间不满 3 个月,那患者可能需要承担较大的再次脑梗的风险。不过,不管是什么情况,麻醉医师都会认真管理患者病情,争取避免任何增加脑梗死的风险,让患者安全度过围手术期。

7. 肾功能不全的患者做麻醉手术需要注意什么

只要行手术麻醉都是有相应风险的,肾功能不好会在一定程度上增加手术麻醉的风险。打一个比喻,人的身体就好比一辆汽车,手术麻醉的风险就像车子在高速路上行驶的风险一样。肾脏主要起排泄、内分泌的作用,主要负责维持体内水电解质的平衡,还负责部分药物在体内的代谢。故肾功能不好可能会导致身体内水电解质失衡、药物蓄积等问题,从而影响患者的安全。但目前,我们可以通过血气分析等一种特殊的检测与监测手段发现问题,及时纠正内环境紊乱,通过使用透析或者使用不经肾脏代谢的药物等手段来保证麻醉手术期间的安全。相比呼吸系统和循环系统,肾脏对麻醉手术的影响是相对较小的。如果患者肾功能不全达到了肾衰竭的程度,那么患者可以选择在透析后再行麻醉手术。这里有一些建议,就是平时要注意:①优质蛋白饮食,减轻肾脏负担;②避免使用肾毒性药物;③适当运动,增强体质;④保持心情愉悦。

8. 甲状腺功能异常的患者做麻醉手术需要注意什么

甲状腺相关疾病在我们周边也是越来越常见，很多患者因为甲状腺肿瘤做了甲状腺的全切或者次全切除，需要终身服用甲状腺素片来维持激素水平。通常，老年患者病情稳定的情况下，在完善相关检验检查正常后是可以完成手术麻醉的。简单地说，无论是甲亢还是甲减，只要用药控制症状，能够维持 T_3、T_4 浓度在正常范围，基础代谢率接近正常，是可以安全接受麻醉手术的。不过，我们在麻醉管理的时候，还是会非常警惕围手术期甲状腺危象的发生。一些甲状腺巨大的患者，也会关注患者有无气管压迫症状，以免意外发生。这些风险都会有专业医生来评估确定的。

9. 肝炎患者做麻醉手术需要注意什么

在中国，有超过 1/10 的人都患有不同类型的肝炎。不同类型的肝炎和肝炎的不同时期都会对肝功能产生巨大影响。许多药物都要通过肝脏来分解代谢，就是大家通常说的"排毒"作用。因此，一旦肝功能受损，将会严重威胁患者的生命安全。因此，手术之前我们必须对患者的肝功能进行监测。首先，我们需要在术前完善肝功能、凝血功能等相关指标检验。其次，我们需要警惕患者病情是否已经进展为肝硬化，有无食管静脉曲张。在全身麻醉过程中，医生还会依据患者病情变化一方面尽量避免使用肝毒性药物，术中尽量选择使用不经肝代谢药物。同时我们还会依据患者对药物不同程度的反应，及时调整用药方案。而患者也需要遵循医嘱，不盲目服用或停用保肝药物。

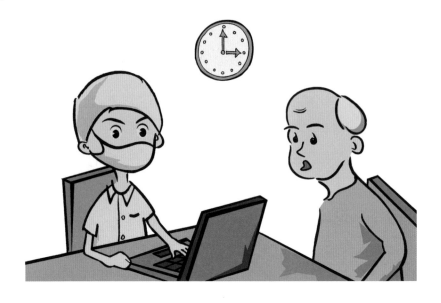

10. 多种药物混用时,做麻醉手术需要注意什么

老年人通常合并高血压、糖尿病及冠心病等慢性病,老年患者对繁多的药名记忆不准,由于有些药物会对手术和麻醉带来不良反应,不同程度影响围手术期患者安全。如果患者能提供自己现在使用的药物名字,麻醉和手术医师在制定治疗方案时一定会考虑这些用药带来的各种影响,为患者围手术期安全作出必要的用药调整,如停药、替换用药、加强或减少用量等。

为了方便患者查阅所用药名,按分类介绍一些常用药物如下:

(1) 高血压常用药

表 1 高血压常用药物及其分类

分类	常用药物
利尿药	氢氯噻嗪、氯噻酮、呋塞米(速尿)及吲达帕胺
钙通道阻滞药	硝苯地平、尼群地平、拉西地平、氨氯地平及维拉帕米

续表

分类	常用药物
β肾上腺素受体阻断药	普萘洛尔、阿替洛尔、拉贝洛尔及卡维地洛
血管紧张素转化酶抑制药	卡托普利、依那普利、赖诺普利、贝那普利、福辛普利、喹那普利、雷米普利、培哚普利及西拉普利
血管紧张素Ⅱ受体拮抗药	氯沙坦、阿利沙坦酯、坎地沙坦、奥美沙坦、替米沙坦、他索沙坦、依普沙坦、厄贝沙坦、缬沙坦及阿齐沙坦

（2）糖尿病常用药

表2 常用口服药物及其分类

分类	常用药物
促胰岛素分泌药	格列本脲、格列吡嗪、格列美脲及瑞格列奈
双胍类	二甲双胍
胰岛素增敏药	罗格列酮、比格列酮
α-葡萄糖苷酶抑制药	阿卡波糖、伏格列波糖
其他	西格列汀、维格列汀、利格列汀及恩格列净

表3 常用胰岛素分类

分类	常用药物
超短效	门冬胰岛素、赖脯氨酸胰岛素
中效	低精蛋白锌胰岛素
长效	精蛋白锌胰岛素
超长效	甘精胰岛素
预混胰岛素	诺和灵30R、诺和灵50R和优泌林70/30

（3）冠心病常用药

表4 冠心病常用药物及其分类

分类	常用药物
硝酸酯类	硝酸甘油、硝酸异山梨酯及单硝酸异山梨酯
β肾上腺素受体阻断药	普萘洛尔及美托洛尔
钙通道阻滞药	硝苯地平、维拉帕米及地尔硫䓬
其他	速效救心丸

（4）其他疾病常用药

1）抗凝药物：华法林、艾多沙班及利伐沙班。

2）抗血小板药物：阿司匹林、氯吡格雷及西洛他唑。

3）调血脂药物：阿托伐他汀、瑞舒伐他汀、非诺贝特及苯扎贝特。

4）镇咳药物：磷酸可待因、氢溴酸右美沙芬、磷酸苯丙哌林，以及复方甘草片、复方甲氧那明。

5）平喘药物：沙丁胺醇、氨茶碱、吸入用异丙托溴铵及布地奈德福莫特罗粉吸入剂。

6）祛痰药物：氨溴索。

7）治疗甲状腺疾病药物：①治疗甲亢药物：丙硫氧嘧啶、甲巯咪唑；②治疗甲减药物：左甲状腺素钠、三碘甲状腺氨酸钠。

8）抗骨质疏松药物：阿仑膦酸、维生素 D_2、阿法骨化醇、碳酸钙及唑来膦酸。

9）抗痛风药物：秋水仙碱、双氯芬酸钠、依托考昔及非布司他。

10）治疗帕金森病药物：多巴丝肼、卡左双多巴、恩他卡朋双多巴、普拉克索及司来吉兰。

11）治疗老年痴呆药物：多奈哌齐、卡巴拉汀及盐酸美金刚缓释胶囊。

12）助眠药物：艾司唑仑、阿普唑仑。

13）护胃药物：西咪替丁、雷尼替丁、法莫替丁、奥美拉唑、兰索拉唑、雷贝拉唑、硫糖铝片、枸橼酸铋钾胶囊。

14）抗过敏药物：苯海拉明、氯雷他定及西替利嗪。

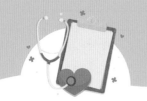

第二章 术前麻醉一般知识

1. 老年患者的术前麻醉风险大吗

无论手术大小,只要需要麻醉,就肯定存在着不同程度的风险。手术麻醉的风险主要由患者的基础情况和手术的难易程度两部分组成。同样的手术,由于不同的老人对麻醉药物和对抗伤害应激能力的不同,也可能表现出不同程度的风险。

年龄本身就是导致麻醉风险的重要因素之一。民间有这么一句俗语"七十不留宿,八十不留饭,九十不留坐",其实主要想表达的就是一种防患于未然的理念,提醒我们随着年龄的增加,危险和意外随时可发生。随着年龄的增加,老年患者常合并高血压、糖尿病、缺血性心脏病、脑血管疾病,甚至是同时存在多种基础性疾病。老年人身体的各个器官功能也逐渐衰退,这些因素均可导致麻醉风险的增加。

不过随着医学的不断进步,包括新药的研发,新技术成熟,新理念的实践,关于老年患者的诊疗技术与经验在持续提升,越来越多的老年人有机会接受手术治疗,安全平稳度过围手术期。同时,接受手术的老年患者年龄也是越来越大。随着国家对老年人的重视和关注,在健康老龄化的政

资源1

扫码看视频,学习
ERAS 基础操——
围手术期加速康复操

策方针指导下,会有越来越多的方法可以优化老年患者术前的一般状况,从而降低手术患者的风险程度。

2. 术前多久开始不能吃饭喝水,出现低血糖怎么办

为了防止食物从胃里反流到气管,堵塞呼吸道以及胃里的酸性物质对肺的影响,手术前一段时间不能吃也不能喝,这一过程叫术前禁食禁饮。术前禁食需要多久呢?不同食物的禁食时间不同。对于胃肠道功能正常的患者,配方奶或牛奶需要禁食超过6小时,淀粉类固体食物禁食时间要在6小时以上,脂肪及肉类固体食物需要禁食超过8小时。而清饮料禁饮需要超过2小时,清饮料主要是指清水、碳水化合物饮料、碳酸饮料、清茶、黑咖啡(不加奶)和各种无渣果汁,这些饮料都不能含酒精。麻醉前2小时可饮用的清饮料的量不能超过2~5ml/kg(100~300ml)。牛奶和配方奶里面的酪蛋白和饱和脂肪的含量较高,容易在胃内形成较大的乳块,不利于消化,因此牛奶和配方奶我们也当作固体类的食物来看。淀粉类固体食物主要指谷类食物,如馒头、面包、面条、米饭等,主要成分为碳水化合物,含少量蛋白质,基本不含脂肪,在胃内相对好消化。脂肪类固体食物主要指肉类和油炸类食物,脂肪和蛋白含量高,胃不好消化,胃里停留时间比较长。由于老年患者消化功能个体差异很大,还要根据自己的特点进行调整禁食禁饮的时间。

如果是糖尿病的患者手术不能安排在第一台,可以要求在病房输液,并监测血糖。如果禁食时间过长,产生头晕等低血糖症状,请及时与医生沟通,可以通过静脉输注葡萄糖等解决低血糖的问题。但千万不能因为肚子饿了自行经口进食进水。

3. 牙齿问题会对手术有什么影响

您的牙齿好不好呀？有没有义齿（假牙）？有没有已经松动的牙齿？麻醉医生术前访视时，总是三句话不离"牙"。那做手术又和牙齿有什么关系呢？当患者被麻醉以后，很快就会出现呼吸停止、意识丧失。麻醉医生为了避免患者缺氧，必须用尽可能短的时间，建立人工通气。而不管是放置口咽通气道、喉罩还是气管插管，都需要在口腔内操作，与牙密切相关。由于老年患者多存在松动的牙齿，提前了解牙齿的情况，可以让麻醉医生提高警惕，重点保护松动的牙齿，尽量避免牙齿脱落。但如果由于操作不能回避致使牙齿脱落，也可以在第一时间发现，并尽快取出，避免引起更大的危险。

如果牙齿掉进了气管里，就有可能会损伤气管或阻塞气道。一旦假牙刺破气管或者损伤食管，甚至还有可能会导致纵隔脓肿、气管食管瘘、大出血等非常严重的后果。因此手术前需要反复确认患者有没有假牙，或者是松动的牙齿。如果有活动的假牙就需要去掉，对于已经松动的牙齿，在经过评估已存在有脱落的风险之后，麻醉医生会用线固定牙齿，并贴在患者嘴边以防止掉落。

4. 术前饮食应当注意什么

术前合理进食喝水不仅有利于改善患者术前全身状况，提高手术麻醉的耐受程度，还可以改善主观舒适度，更有利于患者术后胃肠道功能的恢复。因此，老年手术患者也需在医师的指导下合理进食喝水。

术前应该吃什么？通常胃肠功能正常的老年患者可以维持一

日三餐的饮食习惯,吃一些鸡蛋、鱼肉、瘦肉、牛肉,搭配青菜、水果等,保持营养均衡。食物宜采用炖、煮、煨、蒸、炒等易消化的烹饪方法。而身体虚弱,存在消化不良的老年患者应该少食多餐,选用含纤维少、营养含量高的半流质食物。

术前不应该吃什么?为了更好地促进术后康复,需要关注术前的饮食。饮食建议:①避免食用肥腻、刺激性的食物:这类食物会导致消化不良、胃肠道刺激性增加,增加术后出现胃肠道并发症的风险;②避免食用含有咖啡因的饮料和食物:咖啡因会影响麻醉药物的效果,也可能对手术过程中的脑部监测产生影响;③避免进食含有多余糖分的食物:多余糖分会导致血糖升高,影响手术过程的进行,还可能引起术中麻醉药物的不良反应;④所有活血的药物应在医生指导下使用。

5. 术前睡眠不好怎么办

大多数的手术患者在术前都有不同程度的紧张、焦虑等情绪,从而出现睡不好、失眠等情况。那么应该如何去缓解这种紧张情绪呢?

(1) 提前熟悉手术室环境。人们都会对陌生的环境产生一种恐惧感,而对于第一次手术的患者来说,手术室就是一个完全陌生的新环境。因此,可以通过手机提前搜索一些关于手术室环境的照片,提前了解增加熟悉感。

(2) 充分了解自身的麻醉方式、手术方式、手术台次等。在术前谈话或麻醉医师签署知情同意书时,可以向他们充分咨询想知道的信息,比如麻醉方式是"全麻"还是"半麻"、手术排在第几台、手术时间预计多久等。当有了这些心理预期后,自身的紧张情绪也会有所缓解。

（3）镇静催眠药物的应用：术前睡眠质量差，会影响麻醉的效果，降低手术安全性，并增加术后谵妄的风险。因此，当手术前睡不好时，可以在医师指导下合理地使用镇静催眠类药物。

（4）充分做好术前准备。有时手术就好像考试一样，紧张的考生通常是准备不充分的那些考生。因此严格按照外科医师、麻醉医师的嘱咐，充分做好术前准备工作，会增加自身的自信心，从而很好地缓解术前紧张情绪。比如戒烟戒酒、禁食禁水、哪些药物停用而哪些药物继续服用、肠道准备、金属首饰和假牙的摘除等。术前建议进行加速康复操训练，增加患者的参与感，加强医患沟通，可在一定程度上缓解焦虑、紧张情绪。

资源1

扫码看视频，学习
ERAS基础操——
围手术期加速康复操

总之，直面恐惧往往比逃避恐惧更有效，积极与医护人员进行沟通，积极配合医生交付的任务，可以很好地缓解术前紧张的情绪。

6. 长期服用安眠药对术前麻醉有什么影响

常见的安眠药包括苯二氮䓬类，如艾司唑仑、地西泮（安定）、阿普唑仑等；巴比妥类，如苯巴比妥、戊巴比妥、异戊巴比妥等；以及其他类别，如褪黑素、褪黑素受体激动剂等。

首先，长期口服安眠药可能会减缓中枢神经系统的活动，使其处于相对抑制的状态，因此，可能会使麻醉效果（尤其是全身麻醉）变差，导致术中麻醉药物的使用往往需要调整剂量以达到理想的麻醉效果。其次，长期口服安眠药也会对术中的心率、血压产生影响，降低手术安全性。并且在麻醉结束后，麻醉清醒的恢复时间可能会延长,术后失眠加重、术后谵妄等风险也会增加。

如果您平日长期服用安眠药,最重要的是要及时告诉麻醉医师。这样麻醉医师才能进行适当的调整,尽可能地保证麻醉效果,降低风险。

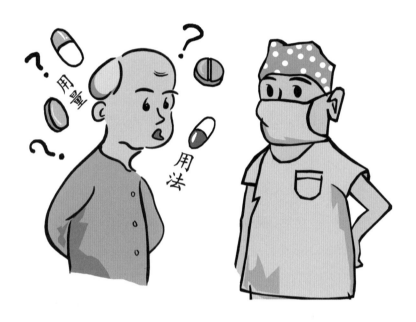

7. 睡眠不好的患者在术前服用褪黑素与安眠药有什么区别

褪黑素类的药物主要包括褪黑素、褪黑素受体激动剂(雷美替胺)。褪黑素是人体内本身存在的一种调节睡眠的物质,夜晚时褪黑素生成增多,促使我们入睡,而清晨时褪黑素生成减少,促使我们清醒。

褪黑素目前已被证明可用于治疗失眠、倒时差等。相对于常规安眠药,短期小剂量服用褪黑素相对是安全的,而且更少产生依赖性。

但褪黑素同样会有头晕头痛、嗜睡等副作用,并且长期服用可能会引起体内褪黑素水平的减少,从而影响疗效或进一步影响睡眠。

需要注意的是,褪黑素对于由其他疾病或心理因素引起的继发性睡眠障碍,疗效并不显著。

总之,褪黑素相对于安眠药可能更安全,但同样需要注意副作用的产生。

8. 长期吸烟饮酒的患者会出现"抗麻醉药"吗

应该说部分长期吸烟的人确实更"抗麻醉药"。因为烟草当中的尼古丁会影响解毒器官肝脏对麻醉药的代谢,并增加"疼痛细胞"即疼痛伤害感受器的敏感性,这些因素都会导致患者对麻醉药物耐受性的提高,也就是大家通常说的"需要更多的麻醉药"。但更重要的是,长期吸烟的人在接受特别是全身麻醉后,术后肺功能恢复缓慢,经常会出现咳嗽、痰多,甚至影响伤口愈合。所以在进行麻醉手术之前,我们通常是要建议患者戒烟4周以上,一些小手术也建议至少戒烟2周。

饮酒的人都有体会,少量饮酒可兴奋神经中枢,过量则抑制神经中枢。长期饮酒可引起神经递质的改变、使肝酶分泌减少、损伤肝功能等。长期饮酒对"半麻"(椎管内麻醉)和"全麻"的影响不同。"半麻"是指我们常说的在腰背打一针,将局部麻醉药注入硬膜外间隙或蛛网膜下腔,因此长期饮酒一般不会影响"半麻"的效果。而对于"全麻",有些麻醉药物会通过肝脏代谢,而长期饮酒损伤肝功能后可能会诱导肝药酶活性增高或减低,影响麻醉药物的起效和代谢。因此,长期饮酒可能会出现大家常说的"抗麻醉药"或"苏醒缓慢"的不同作用。不过,我们麻醉医师会根据患者的个体差异对用药进行调整,尽量做到个体化地用药,控制"麻不倒"或"麻过深"的情况发生。

9. 戒烟戒酒与术前麻醉有什么关系

长期抽烟喝酒可能会导致患者的麻醉耐药问题。但戒烟戒酒则更多的是为了减少患者围手术期的并发症。长期抽烟喝酒的患者可增加手术麻醉中的多种风险,为保证患者的生命安全,麻醉医师通常会反复向患者强调尽早戒烟戒酒。而由于老年患者的各器官功能更加脆弱,所以,老年人的戒烟戒酒尤显重要。

(1) 吸烟的风险主要有:

1) 增加心血管风险,也就是说会增加心脏病的风险。香烟中的一种成分叫尼古丁,它会引起冠状动脉血管收缩,影响心血管系统的功能,从而增加手术麻醉中心肌梗死、脑梗、脑出血等心脑血管意外的风险。

2) 增加呼吸系统风险,也就是术后导致"气不够用":尼古丁会增加气道的敏感性并使气道变窄,还会影响气道的清除能力,从而引起痰液增多、咳嗽等问题。因此,吸烟会使手术麻醉中气道痉挛、缺氧、感染等风险增加。这些因素最终会导致老人"气不够用",可以导致住院时间延长,威胁生命健康。

(2) 酗酒的主要风险有:

1) 增加出血风险:长期饮酒会影响肝功能,而肝功能的改变会影响身体的凝血功能。因此长期饮酒会增加术中的出血风险。

2) 增加认知功能障碍风险:酒精会引起脑内神经递质的改变,引起脑功能的下降。长期饮酒可能会使手术后脑子变笨、痴呆等风险增加。

资源2

为了保证手术的顺利进行和术后的安全康复，手术前通常需要患者进行戒烟和戒酒。术前戒烟戒酒一般建议时间至少为 2 周，最好能达到 4 周。建议搭配加速康复基础操中的呼吸训练，可锻炼与呼吸相关的肌肉，改善肺功能，促进痰液排出，预防术后肺部感染。

扫码看视频，学习呼吸操——呼吸运动

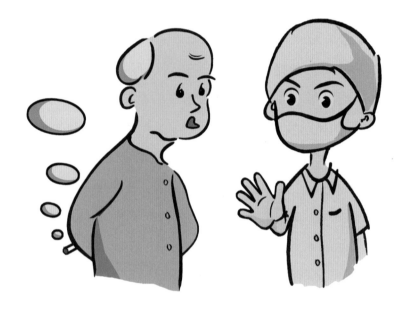

10. 生活不能自理的老年患者能做手术麻醉吗

随着年龄增加，更多的老年人会合并一种甚至是多种基础性疾病。随着基础性疾病的增加，部分老年人会因为多种相同或不同的原因发展成生活不能自理状态，如脑卒中导致的半身不遂等。平时生活不能自理状态不仅影响患者的生活质量，同时也会给医疗护理带来更多的困难。随着患者及家属改善生活质量的需求增加，这类目前并不常见的手术势必会越来越多。医师需要寻找更安全的方式来应对这样的一种临床需求和发展趋势。

　　麻醉是手术的安全保障,当手术是患者疾病的关键治疗手段时,麻醉医师需要对老年患者进行充分的术前评估,包括患者的基本状况、心、肺、肝、肾、脑以及内环境等功能,同时还需要对患者的服药情况进行充分地了解。对于长期卧床的患者,还需要关注下肢静脉血栓的情况,积极预防血栓的形成以及血栓脱落导致的肺栓塞。总之身体素质越差、基础性疾病越多的老年患者,接受麻醉的风险以及术后的并发症发生率也就越高。

　　对于麻醉和手术治疗,家属要保持积极的心态,给予医护工作者充分的信赖。麻醉医师会充分了解患者的具体情况,并根据患者的具体情况,制定相关最合理的麻醉方案和预案来保障患者的安全。通过医患共同努力,相互配合,努力给予患者最好的医疗保障。

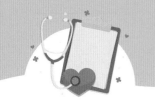

第三章　术前麻醉专业知识

1. 麻醉术后一般多久能恢复

老年患者脏器功能随年龄的增长都有不同程度的下降,伴随发生的也包括机体代谢率。大部分药物在体内的代谢都依赖于肝脏功能,因此老年患者对麻醉药物的敏感性也会增高。由于肝脏代谢能力下降,麻醉药在体内残留时间也较一般人更长,所以老年患者术后的麻醉恢复通常要比健康成年人要慢且个体差异很大。如何让老年患者快速从手术间平稳地恢复也是我们共同关注的问题!

麻醉后监护病房也称麻醉恢复室(postanesthesia care unit,PACU,简称"恢复室"),接受麻醉的患者手术结束后可能会送入恢复室进行观察。只有确保患者的意识、呼吸和生命体征稳定才会由恢复室的医护人员通知家属并送回病房。老年患者术后回到病房多会继续监护,家属需要关注生命体征是否平稳,是否有不适:例如患者是否有恶心呕吐,对手术伤口的疼痛是否能忍受,体表温度是否低下等。出现问题及时与医护人员进行沟通,一定不要擅自采用"土方"!

手术结束麻醉苏醒后,患者活动应循序渐进,可在床上先进行平躺四肢活动、深呼吸练习、握拳运动、举臂运动、抬腿运动、勾脚运动,根据自身体力,坐立位重复上述运动,待体力恢复后,在陪护的帮助下,可循序渐进进行下床、站立活动,防止坠床、跌倒、跌伤。

对于合并疾病少,一般情况较好的患者,可遵医嘱尽早恢复加速康复操的锻炼,一定程度上可减少术后并发症(如肺部感染、深静脉血栓等),促进术后快速康复。

麻醉药通常在 24 小时后基本代谢完毕,在外科医师指导下,患者可以于术后第二天开始少量喝水进食,注意饮食清淡,切忌油腻。老年患者手术后虽然身体虚弱,但切勿盲目滋补,休养是场"持久战",不急于一时,需逐渐调养,最重要的是保持康复的信心和康复锻炼。

资源1

扫码看视频,学习 ERAS
基础操——围手术期
加速康复操

资源4

扫码看视频,学习
口腔操——口腔科
加速康复操

资源5

扫码看视频,学习
腹部操——普外科、
妇产科加速康复操

2. 高龄老年患者在术前需要注意什么

老年患者个体差异很大,有些老人看上去比生理年龄要大,另一些则看上去比生理年龄要小很多。有些人基础性疾病很多,但看上去很健康,另一些人刚看上去体质非常弱而各项检查鲜见异常。为了有效控制老年患者手术麻醉风险,手术前老年患者需要完善相关的检查。比如:抽血进行实验室检查,做超声、CT、磁共振等影像学检查。麻醉医师会在手术前一天到病房访视,由于有些老人听力、认知、语言表达能力下降,家属有必要陪同参与麻醉前评估。如果觉得老人身体状况比较差,手术的难度比较高,术前应进行多学科会诊,制定更适合该患者的诊疗方案。目前,越来越多的医院开设了麻醉门诊。基础性疾病多、病情重的老年患者也建议先到麻醉门诊提前进行细致的评估,并完善相关的检查来改善麻醉手术风险。

麻醉前评估时,医师会询问老年患者有没有高血压、糖尿病、哮喘、心脏病等慢性疾病。还会问及当前有没有发热、咳嗽等症状,和目前的用药情况,家属一定要如实告知,不能有所隐瞒。家属需陪同患者尽量完善术前检查,听医生建议合理规范术前用药,积极主动进行自主功能锻炼,最大程度改善疾病造成的生理改变。如老人哮喘、老慢支急性发作或出现感冒发热、新冠病毒感染等情况,非急诊手术需要延期进行。在麻醉评估期间,如有任何疑虑也可以询问麻醉医生,以减轻紧张焦虑情绪,保证术前的睡眠质量。这些都是控制老年患者麻醉风险的重要举措和需要注意的问题。

总之,良好的信任和积极有效的沟通,可以降低麻醉风险,提高麻醉手术的成功率,保障老年患者的生命安全,提高术后的生活质量。

扫码看视频,学习 ERAS
基础操——围手术期
加速康复操

扫码看视频,学习
口腔操——口腔科
加速康复操

扫码看视频,学习
腹部操——普外科、
妇产科加速康复操

3. 呼吸道病毒感染后还能做手术吗

呼吸道病毒感染后能不能手术,首先需要知道以下这些问题:①呼吸道病毒会累及人体多个器官,对机体的消耗较大,感染后会感到疲乏无力。如果立即进行手术麻醉,相当于"雪上加霜"。②呼吸道病毒感染后,机体处于高度敏感状态,手术期间容易发生喉痉挛、支气管痉挛等严重并发症。③呼吸道病毒感染后,会出现不同程度的呼吸道症状如咳嗽、咳痰、喘咳和缺氧,术后肺部感染风险增加,且气道高反应也可能会导致喉痉挛等严重并发症。

呼吸道病毒感染后到底需要恢复多久才能手术呢? 这个问题需要具体问题具体分析。第一,如果是危及生命的急诊手术,需要立即进行。危及生命的急诊手术是指不立即手术就可能有丧失生命的危险的状况主要包括急性重症胰腺炎、外伤性肝脾破裂大出血等。如果遇到这种病情,那么需要先进行手术。因为,至少手术后患者还有一线生存的机会。第二,如果是择期手术,那需要综合评估,争取以最有利于患者的原则选择手术时机。择期手术是指可以选择合适的时间做的手术,手术时间的早晚,对治疗效果的影响不大。但由于老年患者本身脏器功能就处于一种退化状态,在呼吸道病毒感染后,这种状态将进一步恶化。因此,无论是选择什么时机手术,我们都应该和患者与家属进行充分的沟通,争取取得他们的理解。作为患者和家属则应该配合医生做好术前检查和评估,不隐瞒呼吸道病毒感染情况和症状。

表 5　呼吸道病毒感染后择期手术时机选择的建议方案

呼吸道病毒感染程度	感染后进行手术的时间
无症状或轻症	4 周
未住院有症状	6 周
合并糖尿病、免疫功能低下	6~8 周
入住重症监护病房	12 周

4. 过敏体质的患者会对麻醉药过敏吗

过敏体质的患者会不会对麻醉药过敏,这是很多人会问的一个问题。那怎样算是过敏体质? 如果患者在生活中经常找不到原因出现红斑、风团、瘙痒甚至呼吸困难等症状，一定要重视起来，或许你就是少有的易过敏体质，最好到正规医院进行一次过敏原筛查，以便规避生活中的潜在危险。过敏性鼻炎作为最普遍的过敏性疾病，更是困扰着无数人的日常生活。对于这类易过敏体质人群，任何药物都有发生过敏反应的可能性。

生活中，对什么过敏的人更容易对麻醉药过敏？结合临床工作中常用的麻醉药物，大致归纳了以下几类：

（1）患者对鸡蛋、大豆和花生过敏。这类患者应注意丙泊酚可能带来的过敏反应，虽然目前相关研究否认了两者之间的关系，但因为丙泊酚是一种含有大豆油、鸡蛋卵磷脂和甘油的乳制品药物，仍应警惕其可能性。

（2）患者对鱼类和贝类等海鲜过敏。则有可能对鱼精蛋白过敏。该药物是心脏手术患者用药，务必提高警惕。

（3）对于过敏体质的患者，麻醉医生一方面要注意给药速度，一旦发现过敏反应即刻停止给药。另一方面要密切关注患者的各种反应，做到尽早发现尽早处理。

一旦发现麻醉药过敏了怎么办？首先，在手术之前，将通过访视尽可能了解患者发生过敏反应后的一些有效处置方法。如果需要长期服药抑制过敏反应，应了解药物名称以及药物用法用量，并且在手术当天正常服药。一旦术中出现了麻醉药过敏，麻醉医师会及时对症处理并去除病因，确保患者的生命安全，术后视患者情况决定转入 ICU 或者送回病房。术后患者及家属仍需继续观察相关病情变化，如若患者过敏反应长时间不消退或者有加重迹象，及时联系医护人员查看患者，并给予及时处理，切忌自作主张！

5. 手术会加重心肺功能不全患者的身体负担吗

老年患者普遍存在心肺功能的减退，人们常常将年老和心肺功能差画上等号，但是这些改变并不是"生病"，而是"老化"。一般情况是可以满足老年人的基本生命功能，但疾病加重、急性发作、麻醉与手术，会使得这种"老化"急转直下，有可能让原来基本正常的器官功能进一步减衰，加重病情。

家属如何能简单且正确地评估家里老人的心肺功能好不好呢？我们推荐：六分钟步行试验（six-minute walking test，6MWT），它是一种安全、简单有效的观察试验。在患者进行持续的 6 分钟步行前后分别测量血压、心率、脉搏血氧饱和度等生理指标，评价老人的整体活动能力和功能储备，并记录 6 分钟行进距离，对照下表进行评估。值得注意的是，若在试验过程中出现胸痛、呼吸困难、腿抽筋、大汗、面色苍白或步履蹒跚，必须立刻停止试验并休息！

表 6　六分钟步行试验

心功能分级	对应症状	活动时代谢当量水平	对应六分钟步行距离
Ⅰ级（正常）	体力活动不受限	≥7	＞850 米
Ⅱ级（轻度心功能不全）	体力活动稍受限，一般体力活动可引起疲劳、心悸、呼吸困难	5~7	550~850 米
Ⅲ级（中度心功能不全）	体力活动明显受限，轻度体力活动可引起疲劳、心悸、呼吸困难	2~5	89~550 米
Ⅳ级（重度心功能不全）	不能从事任何体力劳动，休息时就可出现症状	＜2	＜89 米

住院后对老年患者的心肺功能评价应基于更加全面的检查，包括心电图、超声心动、胸部 X 线片或者 CT 平扫和肺功能检查。

确诊心肺功能低下的老年患者接受全麻的风险较健康老人高，因为大多数"全麻"药物对心脑血管的生理状态具有抑制作用，这些有心肺功能降低的患者更易发生血压波动和器官的血液供应（简称"血供"）。随着麻醉药物的作用逐渐代谢消失，患者的心肺功能可恢复到接受麻醉前的同等水平。术前亦可通过进行加速康复操的锻炼，在一定程度上能改善心肺功能。

如果心肺功能严重受损的患者进行下腹部或下肢手术，且患者能够配合，采取"半麻"或者辅以"局麻"等麻醉方式，对患者具有更高的安全性，既不影响患者心肺功能，麻醉恢复也更快速，但还是必须做好"全麻"的准备，以防万一。

资源6

扫码看视频，学习上肢操——上肢运动

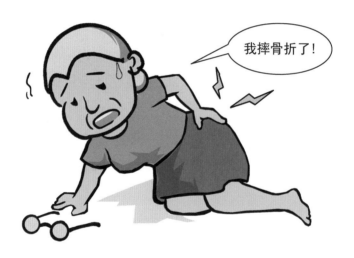

我摔骨折了！

6. 麻醉就是在后背打一针吗

患者："医生，我就小腿取个钉子，能不全麻吗？"

医生："那咱后背打一针，打完针下半身就没感觉了，术中和术后回病房你都是清醒的,能不能接受?"

患者:"没问题!医生,这是什么针,这么神奇?"

医生:"这叫椎管内麻醉!"

椎管内麻醉的历史可以追溯到 19 世纪末 20 世纪初,其发展至今已经成为麻醉工作中一项重要且普遍应用的技术。适用于下腹部、下肢手术,也为一些身体条件不佳的危重患者或者老年患者提供了手术的可能性和麻醉的安全性。

"后背打一针"听起来很轻松,其实十分考验麻醉医师的功力。麻醉医师需要将穿刺针从两节椎骨的缝隙中准确刺入到硬脊膜外间隙,再轻柔进针,进入充满脑脊液和神经丝的蛛网膜下隙,在不损伤神经的前提下,将麻醉药物注射入,麻痹那些与下半身感觉、运动有关的脊髓和神经丝,从而起到麻醉的目的。

7. 椎管内麻醉后一定会出现腰疼吗

少数患者在椎管内麻醉效果消失后会有腰背疼痛的症状,害怕腰背疼痛变成麻醉"后遗症"。这种腰背疼痛一部分是因为穿刺针的损伤,另一部分是麻醉后患者处于长时间平卧的状态导致的,当手术时间持续 4~5 小时及以上,腰背疼痛发生的概率甚至增加到 50%。并不是接受椎管内麻醉的患者一定会出现腰背疼痛,如一旦出现腰背疼痛的症状也不用太过害怕,一般几周内会逐渐好转。但对于原本就有腰背疼痛"老毛病"的患者,椎管内麻醉后会有发生腰背疼痛的风险!

8. 尽早活动能缓解麻醉后的腰痛吗

医生:"手术做完了。你现在下半身还是没有感觉,不用着急,过几个小时会逐渐恢复。"

患者:"谢谢医生! 您这针打得太好了,我一点感觉都没有! 就是躺得浑身累,回去我能不能翻翻身? "

医生:"不行! 回病房之后一定不要枕枕头,也不能抬头,安静地在床上平躺 6 个小时,不然容易头痛,记住了没? "

患者:"记住了,记住了! "

医生:"还有其他不舒服吗,恶心或者想吐? "

患者:"没有,感觉特别好。"

医生:"那就行,回病房好好休息,有不舒服第一时间找病房医生! "

患者:"好嘞,谢谢您! "

一般来说,如果采用的是腰麻,术后常规需要去枕平卧 6 小时以上,这样可以降低术后头痛的风险。而如果是硬膜外麻醉,不用去枕平卧。

资源1

扫码看视频,学习
ERAS 基础操——
围手术期加速康复操

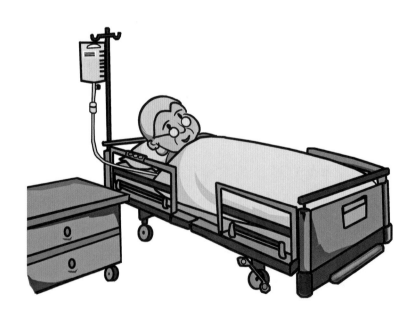

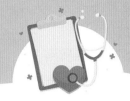

第四章　术中麻醉管理

1. 麻醉后会醒不过来吗

随着麻醉药物和器械设备的发展和更新,手术麻醉的安全性已经得到了大幅度地提升。俗话说"外科医生治病,麻醉医生保命",一台完美的手术离不开外科医生、麻醉医生、器械及巡回护士的配合,外科医生专心切除病灶,而手术期间患者的安全保障大部分由麻醉医师负责。麻醉医师不是简单让老年患者睡着而已,更要为患者的生命安全保驾护航以及平稳苏醒尽职尽责。要说医院里哪个科室最安全,那一定是麻醉科以及重症监护室,因为重症专业的理论技术和培训很大部分都是出自麻醉专业,比如气管插管、心肺复苏、动静脉穿刺置管术、多种高级生命体征监护以及体外膜肺氧合(extracorporeal membrane oxygenation,ECOM)技术、同时也是合格麻醉医师的必备技能。在面对一些传染性疾病或危重症疾病需要建立气管插管人工控制通气的患者时,完成这一关键任务的医疗团队主要由麻醉医生担任。由此可见,有这样一群掌握着各种急救、抢救技能,应对术中突发情况的麻醉医师就是手术患者的安全守护者。

麻醉过程中可能发生的情况分为两大类。第一大类,广义的局部麻醉可能发生的并发症包括:穿刺部位感染、出血以及血肿形成、神经血管损伤、局部麻醉药中毒及过敏反应等。第二大类，全身麻醉可能发生的并发症包括：牙齿及口腔黏膜损伤、反流误吸、支气管及喉痉挛、心血管相关并发症，甚至威胁生命等。当然这些并发症发生率会随着患者自身的基础性疾病情况以及手术创伤大小而变化。

一般来说，全麻术后患者醒不过来的情况是罕见的，除非术中发生极其严重的并发症，如大面积脑梗死、脑出血、心肌梗死等。总体术中发生这类严重并发症的概率非常低，但术前还是要积极做好准备工作，保持良好的心态去接受手术，其他事情交给医护人员就好。但为了尽量避免术中发生上述严重并发症，医护人员与患者共同将术前情况调整到最佳状态，安全迎接手术。

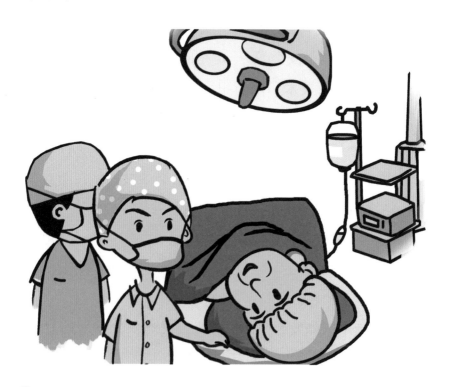

2. 平时对疼痛比较敏感,在手术时能加大麻醉药剂量吗

无论是全麻还是局麻,麻醉药的用量都是遵循个体化原则,即根据患者的年龄、体重、基础情况等方面综合考虑。俗话说"是药三分毒",虽然不全对,但药物过量有时是致命的。局部麻醉药过量可能会导致局麻醉药中毒,严重时会抑制循环以及神经系统甚至呼吸心跳骤停。全身麻醉药过量同样会抑制循环系统,严重时导致心搏骤停。对于全麻而言,术中患者是没有意识的,对于疼痛刺激是没有感知的。对于局麻而言,术中患者是清醒的,接受麻醉的部位会没有痛觉,也可能会没有温度觉。如果遇到术中局部麻醉药药效消退,有疼痛感觉时,可以及时告诉手术医师,以便及时追加局部麻醉药或者改为全身麻醉。对于手术后疼痛,可以采取镇痛泵、神经阻滞、口服止痛药等多种缓解疼痛的方法。

3. 麻醉后还能感觉到医生的手术操作吗

根据疾病与手术方式以及手术部位的不同可以选用全身麻醉或局部麻醉。全身麻醉时,患者是睡着了没有意识,对于术中发生的一切都是不知晓的,故许多患者手术结束清醒后就觉得睡了一觉,甚至都不知道手术已经结束了。而局部麻醉(包括椎管内麻醉)时,患者只是手术部位没有疼痛的感觉,部分感觉还保留着,故对于外科医生的操作都是知道的。所以不用担心切皮时会有疼痛的感觉。

4. 麻醉药用多了会醒不过来吗

首先,无论是局部麻醉药还是全身麻醉药在麻醉过程中都是

遵循个体化原则,即根据患者的年龄、体重、基础情况等方面综合考虑药物用量。针对老年患者,身体机能下降、药物代谢减缓等多方面原因,都会调控药物用量较中青年患者减少。其次,即使术中出现因为药物原因导致的循环抑制,麻醉医生也会及时发现并积极对症处理,保证重要器官的血供,故不必过于担心麻醉药多了醒不过来。"手术后醒不过来"可以理解为苏醒延迟,它的原因多种多样的,不单纯归结为机体对麻醉药代谢缓慢而使麻醉作用延长。原因不包括:如围手术期机体内环境紊乱出现严重低二氧化碳血症、高二氧化碳血症、低钾血症、低血糖、酸中毒等,术中长时间低体温、低血压,术中发生严重并发症如大出血、严重心律失常、心肌梗死、脑出血、脑梗死等。因此,一旦发生术后"醒不好"的现象,可能更重要的是查明和处理威胁生命的原因,具体问题具体分析。即或是麻醉药代谢延迟所导致,麻醉医师一定会监护好患者的生命体征,改善内环境,必要时给予对应的拮抗药,促进苏醒和恢复。

5. 手术风险有哪些,如何保证安全

手术中的风险会随着患者基础性疾病情况、手术操作、麻醉方式的不同而产生变化。首先从患者基础性疾病情况来说,如果平时身强体健没有各种慢性疾病,也无抽烟喝酒的不良嗜好,那么对手术麻醉的耐受性是比较好的,只要不是创伤特别大的手术都是可以耐受的。而对于平时身体情况较差,有各种慢性疾病(如高血压、糖尿病、冠心病等)的患者,对手术麻醉的耐受性是较差的,术中可能诱发原发病的加重甚至发生相关并发症(如高血压患者在术中发生血压剧烈波动,糖尿病患者术中发生

低血糖、酮症酸中毒等）。其次是就手术操作来说，如果是甲状腺结节切除术，属于短小手术，那么术中风险一般是比较低的，常见的风险包括出血、感染、切口部位血肿形成、伤口愈合不良等。而对于特殊部位的手术，会发生一些特殊的风险，比如食管手术的吻合口瘘（anastomotic leakage）、胆囊手术的胆心反射（gallbladder-heart reflection）、心脏手术的心律失常等。而对于创伤较大的手术，例如肝癌切除术、颅内肿瘤切除术等，术中可能发生大出血、输血相关并发症、心血管相关并发症甚至死亡等风险。术中安全性主要通过麻醉医生、外科医生、器械及巡回护士的配合来保证，其中麻醉医师主要负责患者生命体征的监测和维持稳定，主持各种突发情况的处理，因为麻醉医师掌握着各种急救、抢救技能，能够应付大部分术中的突发情况，术前也会根据患者病情和手术类型提前预测术中可能发生的情况并准备相关应对措施。

6. 血压未控制好的话在术中会大出血吗

术前如果血压控制不好，一直很高，麻醉诱导就可能出现血压剧烈波动，就像过山车，忽高忽低。当术中血压很高时，特别是进行如前列腺电切、腔镜微创手术等对手术视野要求清晰精准的手术时，一旦发生血管破裂出血，出血量来势汹汹，手术视野会受到严重影响，如果不能及时发现出血点给予有效止血时，即有可能发生大出血。当术中血压很低时，使用血管活性药物可能效果较差，可能导致长时间低血压影响术后恢复。所以，当拟行择期手术的老年患者血压控制不佳时，可酌情延期手术，待血压稳定后再行手术，以减少各种并发症发生的风险，最大程度保护患者的安全。但如果原发疾病为危及生命的紧急状态即需行急诊手术,血压高低不为麻醉手术的阻碍,但风险更高。

7. 麻醉会出现哪些并发症呢

麻醉过程中发生的并发症因麻醉方式的不同分为两大类。第一大类,广义的局部麻醉可能发生的并发症包括:穿刺部位感染、出血以及血肿形成、神经血管损伤、局部麻醉药中毒及过敏反应等。第二大类,全身麻醉可能发生的并发症包括:牙齿及口腔黏膜损伤、反流误吸、支气管及喉痉挛、心血管相关并发症甚至死亡等。当然这里的并发症发生率并不高,会随着患者自身的基础性疾病情况以及手术创伤大小而产生变化。麻醉医师会根据患者术前访视结果,告知相应风险和制定最佳的麻醉方案,保证患者在并发症发生风险最小的麻醉方案下完成手术麻醉。

扫码看视频,学习 ERAS
基础操——围手术期
加速康复操

扫码看视频,学习
口腔操——口腔科
加速康复操

扫码看视频,学习
腹部操——普外科、
妇产科加速康复操

8. 麻醉会使老年患者的记忆力减退吗

由于麻醉药物在术中使患者暂时失去痛觉和意识,因此,会有很多患者会担心自己原来就不太好的记性会因为用了麻醉药,变得更差。那麻醉到底会不会影响患者术后的记忆呢?一般来说,单次的全身麻醉不会导致长期的记忆力减退。其实,影响术后患者学习记忆功能的因素有很多,如手术刺激、疼痛及疾病本身都会影响到患者的学习记忆功能。而且随着年龄的增加,我们学习记忆功能本身也处于一个衰退状态。再说,如果没有麻醉对患者生命安全的保驾护航,手术本身也无法实施。因此,一旦我们病了,应该首先考虑如何去治好我们的病。至于麻醉是否会影响我们的记忆力,就要相信医生会用最好的方法与技术,他们会权衡利弊,会尽量采取措施减少麻醉可能产生的不良影响,在手术恢复期尽快康复到手术前的体能和社会交往,恢复与外界的接触,对你在手术后的学习记忆恢复是很有益的。

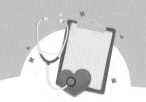

第五章　术后麻醉恢复

1. 术后疼痛一般会持续多久

　　一般来说术后麻醉药药效消退后都会出现不同程度的疼痛，这种疼痛的性质、程度、持续时间与手术部位、创伤大小、手术时间以及患者自身情况都有密切关系。术后明显的疼痛可能会持续 3 天左右，后期逐渐减轻，持续 3~14 天。对于头面部损伤进行手术的患者，疼痛时间相对较短，因为局部伤口张力小、血流充足。若体质好、营养充足、愈合能力强，恢复时间也较快，疼痛持续时间相对较短。四肢和躯干部位手术后，伤口普遍较大，肢体活动范围波及伤口频率高。如伤口感染（如渗出、红肿、化脓）、机体基础体质较弱、愈合能力差，都可能导致疼痛持续时间相对变长，可能持续数月。老年患者生理机能脆弱，对药物的治疗反应个体差异大，药物不良反应增多，围手术期疼痛评估困难，种种因素会导致老年患者承受远期慢性疼痛的折磨。老年患者术后镇痛应优先考虑使用非阿片和区域神经阻滞镇痛技术，尽量减少或不使用阿片类镇痛药（吗啡、芬太尼类及可待因等）。对于创伤较小的手术或者疼痛程度较轻患者可以采用口服止痛药或通过局部浸润或神经阻滞治疗止痛；对于创伤较大的手术或者疼痛程度稍强患者可以采用肌内注射、静脉注射使用止痛药，静脉或者硬膜外镇痛泵连续输注止痛药;对于疼痛程度剧烈患者可以采用上述多种方法或多种药物结合的镇痛方式,如局部浸润麻醉或神经阻滞治疗联合静脉镇痛泵。老年患者在采用以阿片类药物为主导的镇痛方法时,应探索最优剂量,保证达到充分镇痛的同时,尽可能减少不良反应;高危患者人群(肝肾功能不良、慢性呼吸衰竭、阻塞性睡眠呼吸暂停综合征、同时使用中枢神经系统抑制剂者)需减量并进行严密监测。总之,对于老年患者应积极采用低阿片、多模式、预防性、个体化镇痛方案,以实现最大的镇痛效果,最小的不良反应,最佳的躯体和心理功能,最好的生活质量和患者满意度。

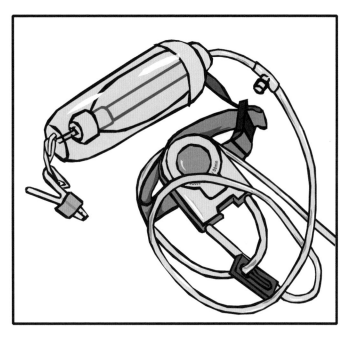

镇痛泵

2. 术后大概多久可以康复

术后康复与患者病情、并发症以及合并的其他慢性疾病相关联,也与手术部位、创伤大小,手术时长和手术时机相关。比如胃肠镜下的息肉切除、宫腔镜手术等,本身手术创伤小,手术当天即可出院,术后完全康复大多在一周内。随着医疗技术的进步和微创外科的发展,现在大部分手术创伤已经越来越小,许多手术患者都能做到术后一周内出院,完全康复时间也渐渐缩短。当然遇到患者本身基础情况较差,手术创伤较大的手术,住院时间和完全康复时间会大幅延长。

资源1

为了解决这一问题,患者术前都能做些什么呢?首先严格遵循医嘱,戒烟限酒至少两周。其次术前完善相关检查,治疗基础性疾病。最后保持心情愉悦、良好作息、健康饮食、适度运动,可根据本书加速术后康复操进行锻炼,积极主动参

扫码看视频,学习ERAS 基础操——围手术期加速康复操

与医疗过程,与医护人员沟通,尽早解决一些不适问题,防止一些并发症的发生。

3. 全麻术后多久能苏醒

大部分患者术后半小时内即可醒来。但离开手术室前,根据不同医院的要求,一般还需在麻醉恢复室观察 0.5~2 小时。一般认为,术后超过半小时,呼唤不能睁眼和握手、对疼痛刺激无明显反应,即视为苏醒延迟。目前认为苏醒延迟的发生是来自多方面的原因,包括大手术或者手术时间过长、术前存在多种合并症、术前脏器功能差或者术中手术对脏器功能特别是肝功能影响大、术中发生并发症、麻醉药的使用等。一旦发生苏醒延迟,我们会对患者的病因进行系列的排查。如果有明确的病因如发生了围手术期卒中,则需要对相关病因展开积极治疗。但如果没有明确的病因,那主要的处理方法为针对病因,对症治疗。

4. 术后该如何预防出现并发症

任何医疗操作都是有发生并发症的风险的,手术也是如此。术后常见的并发症有:出血、感染、深静脉血栓、排尿困难、肺部感染等。术后并发症的发生与患者术前基础情况,以及术中手术的复杂程度密切相关。为预防术后并发症的发生,医生会针对患者病情制定详细的诊疗方案,并根据医疗过程中病情的变化随时进行调整。患者在围手术期需要积极地配合诊疗,并根据医疗的要求完成相关的检查和康复治疗。目前,多数医院已经开始重视患者的术后加速康复治疗。并根据加速康复治疗的要求,进一步规范了术前禁食禁饮的要求,增加了早期下床活动以及加强卧床活动,以减少深部血栓形成等。建议参照加速康复操于术前、术后进行锻炼。

资源1

扫码看视频,学习 ERAS
基础操——围手术期
加速康复操

资源4

扫码看视频,学习
口腔操——口腔科
加速康复操

资源5

扫码看视频,学习
腹部操——普外科、
妇产科加速康复操

5. 术后"糊涂"了怎么办

术后"糊涂"临床上叫作术后认知功能障碍,表现为精神错乱、焦虑、人格的改变及记忆受损。它常于夜间首次发病,表现为患者定向障碍、焦虑等,定向障碍即询问患者不能正确回答所在位置,有的患者还可表现为记忆减退、注意力不集中、语言缺乏逻辑连贯性、幻觉失语等。临床上根据表现分为焦虑型、安静型、混合型，往往安静型被陪护人员所忽略。老年患者是术后认知功能障碍的高危人群，发病率为 10%~62%，发生原因往往是多种因素的协同作用导致。可能的发生原因包括：高龄、精神疾病、酗酒、心理因素、应激反应、手术时间长创伤大、术中失血及输血、脑梗死、内环境紊乱、术后疼痛等。而它的治疗包括早期诊断和病因治疗，对于焦虑烦躁的患者可行适当的镇静治疗，大多轻症患者可于一到两周自行缓解。

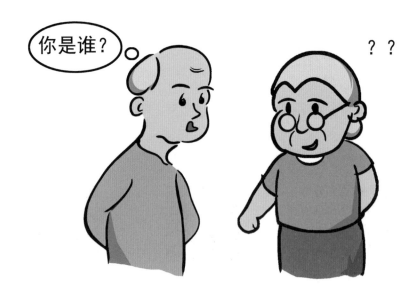

6. 术后多久可以吃东西，需要注意什么

术后吃东西要等胃肠道功能恢复和全身麻醉药药效消退后，根据手术部位和麻醉方式的不同有不同的规定。一般来说，局部麻醉下的体表肿物切除、伤口缝合等小手术，一般手术后就可以正常吃东西。非腹腔和非胃肠道的全麻手术（宫腔镜手术、骨科全麻手术、乳腺及甲状腺切除术等）待全身麻醉药药效消退后，无恶心

呕吐,咽喉反射恢复即可进食,这个时间一般为 4~8 小时。胆囊、阑尾切除术等,通常等排气、排便后才能吃东西。排气、排便提示胃肠蠕动功能恢复。胃癌胃切除手术后,饮食恢复无须等待排气排便,应尽早启动。术后早期肠内营养可促进肠道功能早日恢复,维护肠黏膜功能,防止菌群失调和移位,还可以降低术后感染发生率及缩短术后住院时间。胃肠吻合口愈合需 5 ~ 7 天,故饮食应按流质 - 半流质阶梯式过渡,术后清醒即可少量饮水,第 1 天可口服清流质,并根据耐受度每日增量,从水、清流质过渡到米汤、芝麻糊等半流食,再逐步转为低渣软食,最终恢复普食。所有饮食进阶均需经主管医生评估,不可擅自主张。

7. 术后出现恶心、呕吐怎么办

术后恶心呕吐是常见的术后并发症,特别是女性、长时间手术和全麻后,它的发生主要与麻醉药物、手术刺激、术后安置胃肠道减压管等有关系,一般对于术后恶心、呕吐高发人群都会预防应用止吐药。术后剧烈反复恶心呕吐可导致伤口疼痛加剧甚至裂开、电解质及酸碱失衡、反流误吸甚至窒息死亡等。但一般轻症危害没有这样吓人。它的治疗措施包括止吐药联合应用和对症对因治疗,发生恶心呕吐后,应该注意有无上述相关并发症发生,并积极处理。伤口疼痛加剧并持续久久不能缓解时,可告知主管医生要求换药观察有无伤口裂开;反复恶心呕吐应注意完善血气电解质检查,及时纠正内环境紊乱;发生恶心呕吐时,应侧卧或者头低位尽量排除呕吐物,警惕有无呼吸道反流误吸,当发生反流误吸时应及时应用抗生素预防感染。一般轻症的术后恶心呕吐大多是一过性的,没有并发症发生的情况,一般不需要特殊处理。

8. 老年患者术后多久能出院

术后出院时间主要根据手术创伤大小、有无并发症、患者恢复情况等方面综合考虑。一般来说，日间手术（眼科手术、甲乳外科包块结节切除、胃肠镜及宫腔镜检查治疗等）可以在手术当天出院；大部分微创手术（胆囊、阑尾、肺叶腔镜手术等）可于 3~5 天出院；创伤大的手术（心脏手术、开腹手术等）和发生并发症的患者出院时间随着恢复情况而适当延迟。老年患者的器官功能衰弱，出院时间可能会相对延长，出院后的护理也相当重要，家属需要及时关注老人的身体状况，出现紧急情况应及时就医。现在住院时间相比以前已经大幅缩短。患者朋友及家属也不需要担心正规医院会有刻意延长住院时间而多收费的情况，因为目前医疗环境改善，技术和管理水平提高，快速术后康复已成为广大医生主动实施的外科治疗优化措施，大大加快了患者术后恢复和功能改善。

资源1

**扫码看视频，学习 ERAS
基础操——围手术期
加速康复操**

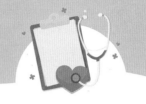

第六章　手术室外麻醉

1. 基础性疾病较多的老年患者做门诊无痛手术需要注意什么

　　老年患者并存基础性疾病，会增加发生并发症的风险。能否在门诊行无痛诊疗手术，需患者在门诊由麻醉医师根据具体的身体情况、基础性疾病的控制状态及相关检查检验结果来评估。具体内容包括年龄、心脑血管系统疾病(高血压、冠心病、脑梗死等)、呼吸系统疾病(支气管哮喘、慢性阻塞性肺疾病等)、内分泌系统疾病(糖尿病、嗜铬细胞瘤等)、过敏史等，以及疾病的近期控制情况、是否规律服药以及服用药物的种类等。重点需要关注的检验检查包括血常规、肝肾功能、心电图、超声心动图、胸部 CT 等。如果基础性疾病一直在规律服药，近期控制良好无急性发作，心肺功能尚可，这样的患者是可以进行门诊无痛诊疗手术的；如果近期发生过心力衰竭、心肌梗死、脑梗死等情况，这类患者建议经多学科协作会诊后再判断是否行门诊无痛诊疗手术。高风险的患者建议先于相应科室就诊，待基础性疾病稳定一段时间后再行无痛诊疗手术。

2. 高龄老年患者能做无痛胃肠镜检查吗

　　年龄越大，麻醉风险就越大。年龄并不是麻醉手术的绝对禁忌证。合理的麻醉对患者来说不仅有利于诊疗手术,更是患者生命的有效保障。但不同地域、不同级别医院的软硬件条件存在一定差距,因此老年患者是否能做无痛胃肠镜,还需要结合不同医院的实际情况来确定。进行无痛胃肠镜检查前,应在完善相关检验检查(包括血常规、肝肾功能、电解质、心电图、胸部 CT 等),再前往麻醉门诊评估风险。如果高龄老年患者没有严重的基础性疾病或者基础性疾病控制良好,包括心肺功能在内的一般情况尚可,那么进行无痛胃肠镜的风险相对较小。但需要注意的是,虽然经评估风险后可以进行无痛胃肠镜,但不代表完全没有任何风险。任何一个不良事件对于高龄老年患者来说都有可能带来灾难性后果。而且由于老年患者各脏器功能均处于衰退状态,因此,一旦发生不良事件,其被干预好转的难度要远超过一般成年患者。因此,针对超过 90 岁的高龄老年患者来说,只要条件允许,是可以开展包括无痛诊疗在内的所有麻醉手术操作的,尽管其风险要远超其他年龄患者,在进行麻醉之前,需要家属及患者本人的知情并签署相关麻醉知情同意书,在全面的防风险准备和相关监测下,安全度过镇静下消化内镜(无痛胃镜、无痛肠镜)诊断治疗过程是有保障的。

3. 门诊手术时出现危险怎么办

任何医疗行为都是有其相关风险的,门诊手术当然也不会例外。但为了尽量避免在实施门诊手术时出现危险,麻醉医生会制定相关规定来规避风险的发生。首先,进行门诊手术前要先完善相关检验检查,并通过麻醉门诊来评估身体状况是否适合门诊手术。其次,在门诊手术室当天,麻醉医师会再次对患者情况进行评估,并根据具体情况选择麻醉方案和准备急抢救药品物品。在手术当中,麻醉医师会密切监测患者生命体征(包括血氧、血压、心电图、体温等),一旦发现异常,麻醉医生会立即处理以保证患者手术期间的安全。麻醉医师不是简单让患者睡着而已,更要为患者的生命安全保驾护航。随着手术的结束,患者便可平稳舒适地从麻醉状态中苏醒过来。目前,开展麻醉手术的地方,必须配备相关的急救设备与药品。麻醉医生掌握着各种急救、抢救技能,不仅保障着手术患者的生命安全,更是急危重症救治的先锋和主力。一旦在术中发生了突发的意外情况,麻醉医生的急救技能便能将大多数患者从危险中挽救过来,随时保障患者的生命安全。

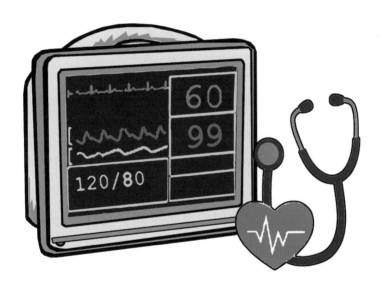

4. 心肺功能不全的患者能做门诊手术吗

心肺功能状态是影响老年患者术后并发症的重要因素。如果老年患者心肺功能很差,为了安全起见是不建议做门诊手术。爬一层楼就会喘代表老年患者心肺功能较差,是否能满足手术麻醉需求,需要进一步通过完善心肺功能的相关检查(如心电图、超声心动图、胸部 CT 等)来明确相关疾病的严重程度。如果在明知心肺功能差且基础性疾病不明确的情况下贸然行门诊手术,会大幅增加围手术期发生心力衰竭、呼吸衰竭甚至心肌梗死、猝死等风险。但这也不是说心肺功能较差就不能做手术了。心肺功能较差的择期手术患者首先要明确基础性疾病并积极治疗。在基础性疾病得到明显改善,经麻醉医师评估后,认为术后并发症风险明显降低,能承受麻醉手术的风险,这样的老年患者便可再择期进行手术治疗。

资源2

扫码看视频,学习呼吸操——呼吸运动

5. 在门诊手术前,饮食需要注意什么

有些胃肠道手术前需要做胃肠道准备,前 1 到 2 天需要流质饮食,术前严格禁饮禁食。而大多数常规手术术前禁食时间是 6 个小时,也就是说术前一天的晚餐是可以正常吃的,需要注意的是按照平时的饮食习惯即可,饮食尽量清淡无渣,除此并没有特别要求。有些患者认为第二天要手术,术后也不能马上进食,所以可能会最后一顿胡吃海喝,这种行为是错误的。术前禁食的目的主要是保证胃内食物的排空,减少麻醉诱导期间发生反流误吸。如果术前最后一顿饭相比正常饮食吃得太多,可能会影响胃排空的正常效率,增加术中出现反流误吸的风险。有的患者可能会问那么急诊手术怎么办?对于急诊饱胃的患者,术前可以通过安置胃管吸引胃内容物,麻醉诱导期间采用快诱导压迫环状软骨的手法,提前做好相关反流误吸的紧急抢救的措施等来降低不良事件的发生。有胃排空延迟的患者可以适当延长禁食时间,禁食前小量进

食易消化的食物。

6. 门诊手术前需要暂停长期服用的药物吗

所有术前停药都是需要在专业医师指导下进行的,不能擅自停药。一般需要术前停服的药,主管医师术前会请相应科室医师会诊决定。目前认为绝大部分药物不需要停用,除下列几种情况:

(1)抗高血压药中,一般认为普利类药物,如卡托普利、依那普利等和沙坦类药物,如缬沙坦、厄贝沙坦等在手术当天停药(在医生指导下停药)。长期服用利尿剂可能导致体内电解质紊乱,故术前可停药 2~3 天(在医生指导下停药)。而一些临床上已摒弃不用的药物如利血平,应该尽量控制停药一周以上才能进行手术。

(2)降糖药中,服用长效降糖药患者应该在术前 1~2 周换为短效降糖药并于手术当天停用;服用短效降糖药患者应于手术当天停用(在医生指导下停药)。

(3)精神类药品中,单胺氧化酶抑制剂(苯乙肼、异卡波肼、司来吉兰等)和三环类抗抑郁药(阿米替林、多塞平、马普替林等)需停药 2 周(在医生指导下停药)。

(4)抗凝药中,需要根据患者是否为脑卒中二级预防,应综合考虑是否停服阿司匹林。

7. 既往有脑梗死、心肌梗死的患者能做无痛胃肠镜检查吗

随着患者年龄的增长,合并有脑梗死、心肌梗死等严重合并症的老年患者越来越多。曾经有过脑梗死、心肌梗死等合并症的老年患者,是否有可能行无痛胃肠镜检查需要麻醉门诊的严格评估

确定。根据老年患者具体情况不同,可以将老年患者分成可以手术和需要延期手术两大类。如果最近一次脑梗死、心肌梗死发生时间距离现在不到 3 个月,那么不建议做无痛胃肠镜。因为麻醉期间发生再次脑梗死和心肌梗死的风险很大,与无痛胃肠镜检查的收益相比,远远大于所承担的疾病风险。如果最近一次脑梗死、心肌梗死发生时间距离现在超过 3 个月,且脑梗死、冠心病一直规律服药,病情控制稳定,心肺功能尚可、症状近 3 个月都没发作过,那么权衡利弊,并愿意承担风险者是可以做无痛胃肠镜的。如果有的患者必须急诊手术,那么必须跟患者及家属进行充分的沟通并取得理解后才能开展相应的手术检查。

第二篇

专科知识篇

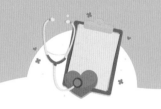

第七章 肿瘤科手术的围手术期知识

1. 体型瘦弱的老年患者需要注意什么

老年肿瘤患者体重偏轻可能有两个原因，一个是患者体型本身就属于偏瘦型的，另一个则是由肿瘤导致的身体消耗增加，以及肿瘤引起的炎症或者治疗导致的食欲缺乏，以及胃肠道功能受损、营养吸收障碍，导致患者体重显著下降。而老年肿瘤患者的这种消耗性体重下降，不仅意味着老年患者术前较差的一种营养状态，同时患者身体的抵抗力，耐受力也明显下降。因此，虽然老年患者消瘦并不是麻醉手术的禁忌证，但可以显著增加麻醉管理难度以及增加术后并发症的发生。因此，如果能有效改善术前的营养状况，便可以降低患者的术后并发症促进术后康复。

疾病的威胁，手术的创伤，心理的焦虑往往会导致癌症患者在手术前后出现营养不良，胃口不佳等状况，最终导致患者日渐消瘦。在这个阶段，很多患者对于一些非流质的食物，感到难以下咽，或者食用后难以消化，影响胃口，导致营养无法补充。这就导致老年肿瘤患者消瘦进一步加重。针对此种情况，可以建议患者多食用流质，半流质食物。

手术前，为了改善患者的营养状况，建议在保证均衡饮食的基础上，增加蛋白质食物比例，比如肉蛋奶、瘦肉、鱼肉、豆类及豆制品。同时,适当摄入新鲜的蔬菜和水果,主食粗细搭配,食材清淡易消化,保证营养全面,增加身体里的"储蓄筹码"。手术后,流质、半流质饮食要力争做到尽早供给热量、蛋白质和维生素丰富的营养膳食,多食用牛奶、豆浆、粥、鸡蛋羹等,以增强患者的免疫力与抗病能力,减少术后并发症的发生,加速促进手术治疗后的康复作用。

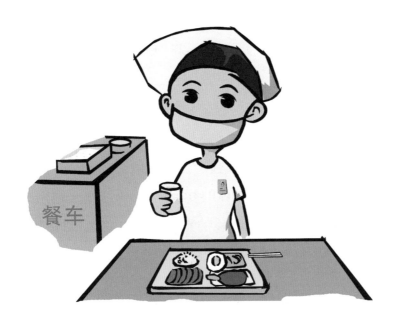

2. 麻醉会引起肿瘤复发或转移吗

麻醉中影响肿瘤复发转移的因素有很多,不同的麻醉方式、不同的麻醉药、不同的麻醉管理方案均会对癌细胞的存活产生不同的影响。

静脉麻醉药:很多细胞及动物研究已表明:丙泊酚、依托咪酯、右美托咪定等常用的静脉麻醉药均可以通过多种途径抑制癌细胞的增殖和迁移。另外,炎症可促进肿瘤的复发转移,而麻醉中应用的非甾体抗炎药可有效抑制炎症反应从而降低癌症的复发转移。

吸入麻醉药：吸入麻醉药对于肿瘤的影响相对静脉麻醉药较强，其中常用的吸入麻醉药七氟醚可能会激活残存肿瘤细胞的自我防御及促癌形成作用，影响癌细胞的生物学行为以及部分癌症因子的表达，并可能引起肿瘤的复发。但目前还没有研究能证明七氟醚对患者的总生存期或无复发生存期有何影响。

局部麻醉药：大多数研究已证明了局部麻醉的抗肿瘤作用，其中常用的利多卡因、罗哌卡因均可以抑制癌细胞的生长、侵袭以及迁移。

不过，影响肿瘤的复发转移更重要的因素是肿瘤的转移能力和人体防御能力之间的平衡。术中的多种因素如手术刺激、麻醉因素等，可以对肿瘤的复发转移产生不同的影响，但由于肿瘤患者自身致癌因素的多样性和机体的复杂性，仍无法单一地判断麻醉、手术等因素对于肿瘤复发转移的重要影响。总之，目前没有明确的证据可以证明单一的麻醉因素对肿瘤患者长期预后的影响。

3. 长期服用镇痛药会对麻醉有影响吗

平时长期大量服用镇痛药一定会对麻醉产生影响，但不同类型的镇痛药所产生的影响不同。首先，长期服用镇痛药的患者，麻醉时正常剂量的镇痛药可能无法获得满意的镇痛效果。对于选择全身麻醉的患者来说可能会需要更大剂量的镇痛药。通常，全身麻醉患者如果复合神经阻滞，容易获得较满意的镇痛效果。另一方面，由于术中镇痛药的大量使用，这会延长镇静药物的镇静效果，可能导致麻醉后的苏醒时间延长。

长期服用非甾体抗炎药：这是大多数老年患者平时服用的止

痛药,主要有阿司匹林、对乙酰氨基酚、布洛芬、去痛片等。而这类药物最主要的副作用就是刺激消化道,引起消化性溃疡,这可能会增加手术中消化道出血的风险。其次,去痛片的成分含有非那西丁,而非那西丁可影响肾脏功能,引起肾功能障碍。因此,一些通过肾脏代谢的麻醉药物就要慎用。最后,长期服用此类药物会影响凝血功能,这会增加术中出血的风险。

长期服用阿片类镇痛药:阿片类镇痛药主要有曲马多、吗啡、哌替啶等,这类药物同时也是麻醉中最常用的镇痛药,长期服用会有严重的成瘾性。而长期服用此类药物的患者,麻醉时相应镇痛药物剂量明显增加。这是因为阿片类镇痛药长期服用后会使大脑处于一种抑制的"麻醉状态",从而降低患者对麻醉镇痛药物的敏感性。

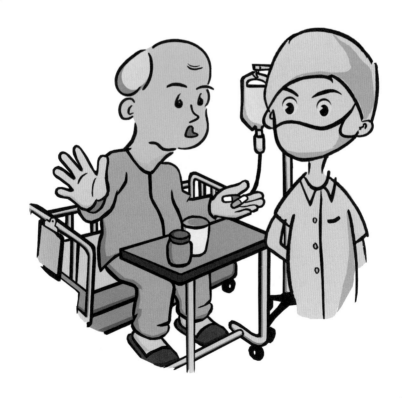

4. 肿瘤手术后的疼痛会持续多久

临近手术,大多数人都会担心一个问题:手术到底疼不疼,会疼到什么程度,以及会疼多久?

首先,我们要明确一个事实——手术肯定会疼! 手术毕竟是创伤性的,至少会造成一定的肌肉和皮肤损伤,完全不疼是不可能的。一般来说,术后的 24~72 小时是最疼的,度过了这段时间,疼痛就会减轻许多。通常情况下手术痛持续时间一般不超过 7 天。由于疼痛是人体的一种主观感觉,因此,具体疼痛的程度因人而异。同时,根据手术的性质、切口的大小、疼痛耐受程度,每个人的感受也不一样。

面对手术疼痛,"忍"不是办法。手术引起的急性疼痛可以引起睡眠障碍、焦虑抑郁,以及引发负性情绪等,会严重影响患者生活质量甚至是术后康复延迟。如果强忍疼痛,不通过适当处理的话,更严重的后果是发展为慢性疼痛。因此,术后疼痛难以忍受,不需要硬撑,可以积极与医生沟通! 医生会有很多方法可以缓解疼痛,如外用贴剂镇痛、口服止疼药,肌内注射或者静脉注射止疼药以及现在最常使用的患者自控镇痛泵等,在手术后尽早有效镇痛是预防术后慢性疼痛的良方。

另外,有部分患者对镇痛药敏感,使用镇痛药时会发生恶心、呕吐等副作用。如使用镇痛药包括使用镇痛泵后发生严重的呕吐,一方面应该防止因呕吐物引起的窒息事件;同时也应立即告知医护人员,通过调整镇痛药物或者镇痛方式来减轻疼痛引起的不适感。

5. 肿瘤手术后该怎么预防咽喉痛

很多经历了全身麻醉的患者会在术后感觉到嗓子疼及声音嘶哑,那是什么原因造成的呢?

这是因为在全身麻醉的时候,麻醉医师会用药物让患者睡着。这时,患者的全身肌肉都处于松弛状态,也包括控制呼吸的肌肉。患者这时没有自己的呼吸,需要麻醉医师将一个专用的导管,通过口腔插入气管内,通过麻醉机来控制患者的呼吸。等手术结束,停用麻醉药,患者就会恢复自己的呼吸,待患者完全恢复到麻醉前的状态,麻醉医师通过评判正常后,从口腔拔出气管导管。气管插管和拔除的操作可能会带给患者一些气道损伤,导致清醒后的嗓子疼甚至是嗓子哑。不仅如此,全身麻醉及手术还需要患者禁食禁水,这样一来,喉咙也难免会有干涩和不适感。

由于气管插管是在患者睡着之后才进行的操作,因此患者不必害怕。虽然这些操作有可能会引起咽喉部甚至气管黏膜的损伤,但并不会造成严重的后果。如果醒来后发现咽喉有不适或者疼痛,可以通过雾化治疗来缓解咽喉部的不适。也可以口含润喉片,少量多次的喝水,以保持喉咙的湿润,也有助于咽喉部损伤的恢复。当然,也需要避免进食过硬或者是过烫的食物,以免发生再次损伤。通常这种喉咙的不适感在术后1~2天就能恢复了。同时,术前搭配进行加速康复操中的口咽腔训练,也可促进血液循环,增强咽壁肌肉力量,在一定程度上缓解插管后不适感。

资源4

扫码看视频,学习口腔操——口腔科加速康复操

6. 手术麻醉的哪些操作会产生疼痛

患者进了手术室之后,通常会有两个术前准备是有痛感的。一是开放静脉通路,二是安置尿管。

那么如果特别怕疼,应该如何减轻疼痛呢?

就让我们先了解为什么全身麻醉手术要安置尿管吧。

首先,术中需要持续性输液。如果不插尿管,手术时间长,膀胱充盈后可能会被"憋炸"!其次,尿量是肾脏功能、循环功能的一个重要指征,看着尿袋上的刻度,可以计算患者的出入量。另外,手术过程中由于麻醉药和肌肉松弛剂的作用,术后膀胱括约肌异常松弛,有术后尿潴留的可能。而如果是腹腔的手术,膀胱充满尿液,像是一个大水球,会影响手术进程。

插尿管是什么感觉呢?因为有一个异物放入尿道,大部分患者会有异物感,尿道烧灼感,疼痛感。这种感觉对于大部分的患者来说是可以耐受的。如果特别害怕插尿管过程的痛感,可以提前和医生沟通,选择麻醉后再插入尿管。

但是开放静脉通路的扎针就避免不了啦,术前和术中的所有药物,包括让老年患者睡着的麻醉药物,都要通过静脉输注。由于手术麻醉安全的需要,手术室内扎的针一般要比病房所扎针稍粗一点,但手术室的护士穿刺技术都很熟练,因此,穿刺时带来的疼痛患者是能够承受的。目前正在研究多种可以减轻静脉穿刺疼痛的方法,但还没有广泛普及到临床使用。如果患者特别恐惧静脉穿刺时的疼痛,也可以和相关医护人员进行充分沟通,在穿刺部位进行表面麻醉,无痛地建立患者静脉穿刺。

7. 如何缓解肿瘤手术后的疼痛

肿瘤患者可能会因为肿瘤本身和治疗的原因而发生疼痛。首先是肿瘤本身会导致癌痛。如肿瘤对机体局部压迫、肿胀、侵及神经、骨膜、血管等可引起疼痛。当肿瘤阻塞管腔造成梗阻，会引起痉挛性疼痛或绞痛。而在肿瘤治疗期，如手术，化疗和放疗都可能会导致疼痛。手术可能会缓解肿瘤直接引起的疼痛。但同时也有可能带来手术痛。如术后切口疼痛，神经损伤致痛觉过敏、瘢痕处的酸痛或皮肤麻木感，失去特定器官导致的疼痛综合征（幻肢疼痛等）。

癌痛作为肿瘤患者最常见的症状，其发生率高达 60% 以上。目前通过规范化治疗，疼痛大都可以通过镇痛药得到很好地控制，而规律地服用镇痛药物可以提高疼痛控制疗效。除了药物治疗以外，还有多种方法来缓解癌痛：如区域神经阻滞技术、患者自控静脉镇痛、神经毁损技术和鞘内药物输注系统等，统称为多模式镇痛。

对于癌症疼痛，需要患者和医护人员共同面对，才能更好地控制。首先，需要患者向医生准确描述疼痛的部位，疼痛发作的特点和疼痛程度等相关情况；其次，医生根据患者的具体情况制定个体化镇痛方案。在此基础上，患者应积极配合治疗才能获得较好的治疗效果，一旦疼痛治疗效果不佳，还需要根据不同情况进行治疗方案的调整来获得更好的疗效。癌痛是不可避免的，但并不是不可控的。最要重视的是对患者进行心理治疗，给予人文关爱，帮助减轻癌症患者的紧张、焦虑和恐惧，相信医生，积极配合治疗，才能较好控制癌痛，提高生命质量。

8. 病情告知与术前谈话是如何进行的

任何患者对自己的病情均有知情权，因此作为医生来说，有权利也有义务在适当的时候对患者及家属进行病情告知。选择合适的时机对老年肿瘤患者进行病情告知，不仅可以增加医患之间的相互信任，可以增加患者在治疗过程中的依从性，并最终提高肿瘤治疗效果。但在病情告知与术前谈话之前建议首先和家属沟通，了解家属意愿。同时在向患者交代病情前，也需要评估患者的心理承受能力。只有患者更多地了解自己的病情，了解治疗方案对疾病治疗的效果，患者才会更加积极主动地配合当前的治疗，并最终获得更好的治疗效果。

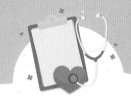

第八章 心血管手术的围手术期知识

1. 心脏病患者的麻醉风险会增大吗

老年患者随着年龄增长，机体的组织器官衰老变得更明显。由于重要脏器对麻醉药的反应变得极为敏感，老年患者需要更精细的麻醉管理才能平稳度过围手术期。80岁的老年人如果有心脏疾病的情况下，自己买菜、做饭、洗衣服等日常生活都需要其他人帮助的话，说明身体情况已经处于一个非常差的状态。与同年龄段那些没有基础性疾病的老年人比较，麻醉手术的风险要大很多。老年患者围手术期容易发生血压剧烈波动，心律失常如多发室性早搏、房颤等麻醉风险。同时需要对容量进行密切调控，长时间的低血压会对多种脏器产生低灌注损伤，也就是人们常说的脑卒中等。当术中输液过快也会导致心衰等症状。因此，建议患者手术前一定要在医师的指导下控制好基础性疾病，规律服用相应的药物如降压药、降糖药。根据自己的身体状况进行适当的运动锻炼，以提高对接受麻醉和手术的耐受，增加围手术期的安全。

资源6

扫码看视频，学习上肢操——上肢运动

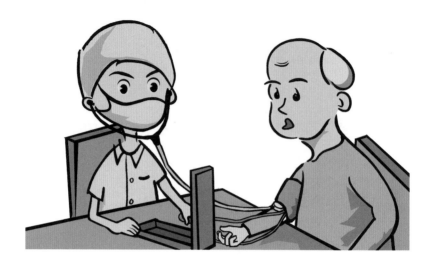

2. 老年患者做心血管手术需要注意什么

行心血管手术的老年患者常合并较多的基础性疾病,常见的共存疾病有高血压、糖尿病、肥胖、肺功能不全等,这些疾病肯定会增加麻醉的风险和复杂性。因此,基础性疾病较多的老年患者决定手术治疗之前,必须首先权衡麻醉和基础性疾病之间的风险。综合考虑以下几个方面的问题:首先手术的紧迫性:如果患者的心血管疾病需要紧急手术治疗,如急性心肌梗死、心脏破裂等,那么即使存在多种基础性疾病,也需要尽快手术。换句话说抢救生命的手术是需要创造机会立即进行的。如果条件允许,存在改善患者基本情况的机会,通过对患者基础性疾病的合理调整,也可以显著降低手术麻醉相关风险。

当然,患者的整体状况,包括年龄、身体状况、营养状况、免疫功能等都是影响手术麻醉风险和效果的重要因素。如果患者的整体状况较差,可能会大大增加手术的术中及术后风险。手术就像一把双刃剑,需要谨慎考虑手术的必要性和合理性。在权衡手术风险和合理的手术时间等风险时,多个科室的专家进行联合会诊是有必要的。通过综合评估患者的身体状况、基础性疾病情况、手术的紧迫性和技术条件等,制定缜密的手术和麻醉方案,以最大程度地降低手术风险并保障患者的安全。

3. 做心血管手术一般选用什么麻醉方式

心血管手术较为复杂,对麻醉有较高的要求。该类手术通常采用全身麻醉的方案,就是使用药物让您在整个手术过程中处于镇静、无痛、全身肌肉松弛的"睡眠"状态。当然麻醉过程中还要行气管插管进行机械通气,同时还要实时监测多项生命体征指标,及时给予相应的治疗,以维持器官功能稳定。由于心血管手术需劈胸骨正中入路进入胸腔,同时在心脏上进行操作,整个手术过程中存在巨大的应激反应。因此心脏外科手术的全身麻醉管理与常规手术麻醉要求更高,包括麻醉药物和特殊药物的选择与应用,术中体外循环技术的应用与管理等。总之,心血管手术虽然采用的也是全身麻醉,但这种全身麻醉与通常的全身麻醉相比存在很大的难度。

4. 如何控制心血管手术的麻醉风险

老年患者心血管手术的麻醉风险较老年患者行其他手术的风险显著增高。但是我们可以通过一些有效的方法来降低老年患者心血管手术的围手术期风险。心血管手术的风险控制,需要靠患者和医生来共同完成。一般来说,需要接受心血管手术的老年患者身体情况差、共存疾病多,活动后很容易出现心慌气短,日常运动锻炼明显受到限制。术前需要循序渐进地做一些自己身体所能承受的运动，进行心肺功能锻炼，比如可以吹吹气球、练习手术康复操等，尽量让自己的身体状况调整到最好的状态，为手术做准备。手术前医生们还会对患者的身体状况进行全面评估，制定出合理的手术和麻醉方案。手术中麻醉医生会一直守护在患者的身旁，严密监测患者的生命体征，维持血压、心率的平稳，保证您的生命安全，同时还会关注患者的手术后疼痛。在医生护士的指导和帮助下尽早活动，患者可以根据自己情况，选择平躺、坐位或站立位，逐渐增加运动。这些运动可以减少手术后发生肺炎和血栓等并发症，促进患者早日康复。

5. 心血管手术时，心脏还工作吗

心血管手术过程可以分为几个阶段，简单地说可以分成体外循环建立前、体外循环期以及心脏复跳以后三个时期。现在部分手术也采用心脏不停跳技术，这要求麻醉医生能更好地调控患者本来就非常脆弱的心功能，保障术中全身重要脏器的血供。心脏手术中采用体外循环心肺转流技术，是一般心脏手术术中会使用的一项技术，就是使用特殊的机器代替心脏和肺的功能，让接受手术的心脏暂停工作，有利于手术医生进行精细地手术操作。目前，体外循环心肺转流技术可以分为心脏停搏和心脏不停跳两种情况。但不管是什么情况，心脏均无泵血的功能，而我们通常所说的呼吸也是由体外循环来完成。当然在这一过程中，手术医生和麻醉医生还要给予一整套的心肌保护措施，保证手术结束时心脏功能的恢复，也就是心脏的苏醒。

6. 心血管手术会大出血吗，术中自体血回输是什么

任何手术都会引起一定的出血。对于心血管手术来说，首先外科医生操作的部位是心脏及其附近的大血管，同时手术中抗凝药物的调整会影响患者的凝血功能，因此心血管手术难免会有出血。但是在体外循环期间，手术连同心脏的出血可以直接吸入到体外循环设备中。而非体外循环期间，切口渗血及出血可以通过术中自体血回输技术来达到重新利用效果。

术中自体血回输技术是对患者大出血的紧急救命措施以及减少手术中异体血应用的重要手段。手术中麻醉科医生采用血液回收装置和技术，将术中的出血进行收集处理，通过对收集血液的过滤等处理，然后将处理好的血液进行自体回输，减少了出血对机体的影响。同时采用自体血回输技术也大大减少了异体血的使用，节省了大量的血源。自体血回输也会降低由于大量输异体血而导致的不良事件发生，从而保障了患者的术中安全。

7. 心血管手术后会有很大的出血风险吗

在术后恢复期间，患者仍然存在出血的风险，特别是在术后一周内，这跟患者手术后凝血功能变化、切口愈合的状态有关。老年患者由于一般情况差合并基础性疾病多等因素，伤口愈合延迟、术后出血等风险明显增加。为了降低出血风险，患者应遵循医生护士的医嘱和指导，保证机体很好地恢复。比如手术后喝水、进食一定要先少量试试，以避免因进食水或食物发生恶心呕吐、呛咳等不良状况，引起伤口的牵拉出血；同时还要注意术后运动锻炼的循序

渐进,逐渐增大活动量,以不感劳累为宜。对于一些治疗所用抗凝药物也要遵从医嘱和关注自己的感受等。

8. 心血管手术后可以尽早活动吗

术后尽早活动可以帮助减少患者发生手术后肺部并发症和血栓形成的风险,对于患者的术后康复至关重要。但是这需要患者尽量配合实施。首先在患者力所能及的前提下,在卧床的情况下也可以做张口、缩唇、舌头运动、深呼吸、握拳伸指、四肢活动屈伸等;也可以让陪护或者家人给患者作适度的全身按摩;其次,如果患者试着慢慢坐起来,没有恶心呕吐和头昏眩晕的情况,可以试做前述活动;然后,当适应了坐位以后,感觉自己四肢有力,那再努努力,靠床扶着护栏保持站立;若身体条件允许,还可以移步,逐渐恢复自行活动即可。对于患者恢复术后活动的原则是在医护人员的指导下,遵循循序渐进、适度和尽早的原则! 如果自己条件和手术前准备时间允许,推荐在术前熟练掌握这些运动,术后坚持进行,并成为患者出院后的日常习惯。

资源1

扫码看视频,学习
ERAS 基础操——
围手术期加速康复操

9. 血栓是怎么形成的

血栓的形成需要有三个条件,血管壁内皮细胞损伤,血液凝固性增加、血液状态改变。犹如河道流沙沉积阻碍河水流动一样,血液在血管里流动,遇到狭窄部位,血液流动速度就会加快,加大血液对血管壁的撞击,同时也可能造成血液细胞成分淤积在血管壁,或这些血液细胞成分被破坏而沉积阻塞,影响血液对组织器官的灌流,不利于氧气、营养物质的输送以及有害物质的排出。

如果您的血液很黏稠,有高血脂,血液在血管流动的阻力也会增大,流速会减慢,血液中的细胞成分也更容易黏附在血管壁。如果再遇到寒冷和紧张的时候,血管也会收缩,进一步增加血栓形成的风险。因此,请在术前术后保持良好情绪,做做深呼吸,活动活动四肢,听听歌曲,看看视频,与家人、朋友或医护人员说说话,可以选一个自己舒适的体位休息,还要注意避免寒冷受凉。

资源3

扫码看视频,学习下肢操——下肢运动

10. 心血管手术时如何预防血栓形成

预防血栓您可以关注以下预防措施:

(1) 请您的医生评估您发生血栓的高危因素,如果没有高危因素,您一定要保持好的心态,睡好、喝好、休息好,不要紧张,保持身体的温暖。

(2) 如果存在高危因素,需要在医生的指导下进行预防血栓形成。患者需要缓解紧张情绪,和亲属、朋友、医护人员多进行有益沟通交流,以减少围手术期血栓形成甚至是脱落的事件发生。手术前需要检测患者凝血功能。患者如果在医生指导下需要进行药物调控,比如术前吃了氯吡格雷、利伐沙班、华法林等抗血栓药物,为减少出血的风险但又要保证不增加血栓,在准备手术之前有些患者可能需要换药,有些需要停药,而有些患者还要加强抗凝药物的使用。因此,患者术前需要在专科医生的指导下进行停换抗凝药物,不可以自行停药。

(3) 若患者已经有很严重的血栓情况,通过血管超声以及血管造影检查,获知存在下肢静脉血栓时,那就需要进一步地进行相关治疗。这时有必要请专科医生会诊,评判是否存在栓子脱落的高风险,是否需要安置血管内滤网,避免血栓脱落发生肺栓塞等威胁生命的事件。

(4) 如果患者以前有脑梗或脑出血病史,若行手术,再发脑梗的机会较其他患者会更高,更应该重视预防血栓措施的执行。

(5) 对于以前没有脑血栓病史的患者,但这次预计的手术时间较长,仍然需要进行预防性的物理治疗,包括保温、四肢运动、穿弹力袜、术中压力治疗泵治疗;术前可遵医嘱搭配加速康复操进行下肢运动。

资源3

扫码看视频,学习
下肢操——下肢运动

第九章　胸科手术的围手术期知识

1. 胸科手术会加剧原有的肺功能不全吗

　　爬楼梯试验在 60 多年前就被用于老年患者肺功能的评估。如果平时爬一层楼都会喘累，说明您的心肺功能降低明显。当肺功能较差又必须要做肺部手术，那手术后低氧血症、肺炎、肺不张等肺部并发症的发生率会明显增加，同时出现心脑血管并发症的风险也会增高。所以在术前一定要与医生详细沟通，并在医生的指导下完成进一步的肺功能评估，共同制定专属您的手术和麻醉方案，利于将可能发生的并发症降低至最小。鉴于肺功能差又一定要做肺的手术，那么患者一定要在手术前尽力改善自身的肺功能状况，比如吹吹气球、进行缩唇呼吸、深呼吸锻炼，都会增强肺功能。在术后尽早进行肺功能锻炼，多做呼吸运动（包括腹式呼吸、哈气排痰等）、辅助雾化排痰治疗，也有利于促进肺功能的改善。当然，观看并练习本书中的手术康复操也是有益的。

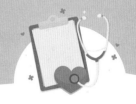

资源1

扫码看视频，学习
ERAS 基础操——
围手术期加速康复操

　　由于胸科手术会干扰了肺功能，即使部分切除肺手术，通常也会直接影响到老年患者的肺功能。而具体的影响程度因人而异。但是如果术前进行了充分的评估，特别是老年患者在术前展开了相应的呼吸功能锻炼,那么患者术后发生喘憋的可能性会大大降低甚至是没有"喘憋"事件等并发症发生。

2. 慢性病患者做胸科手术需要注意什么

多数老年患者会合并多种疾病,因此平时也会服用多种药物。如果您长期规律服用药物,务必提前告知医生使用的药物种类和剂量。由于不同药物对患者全身情况的影响程度并不一致,因此处理方式也存在千差万别。例如常规的降压药,通常您可以服用至手术的当天早晨,而降糖药手术当日需停用。您尤其要重视自己抗血栓药物的使用情况,这对于术中出血有重要影响。手术前得知您的这些用药情况,医生会根据麻醉、手术方式来预估出血风险,决定是否停用抗栓药物、是否更换抗栓药物。比如使用了阿司匹林、氯吡格雷、华法林、利伐沙班等抗血栓药物,医生会结合基础性疾病、手术情况,选择停药或换药或调整剂量,监测凝血与出血功能,以保证围手术期安全。

3. 基础性疾病较多的患者做胸科手术需要注意什么

老年患者常常合并较多的基础性疾病,不同的基础性疾病或多或少会对手术及术后恢复存在影响。特别是由于多种原因引起的肺部疾病,比如长时间吸烟引起的慢性阻塞性肺疾病等,容易引起术后严重的肺部并发症。不过,在进行胸科手术前,术前均需完善各种常规的术前检查以及必要的专科检查。医生会对合并的基础性疾病进行综合评估,并按照每个人不同的具体情况进行精细化治疗调整,例如控制好血糖、血压,维持电解质的平衡,对有肺部炎症存在咳嗽咳痰的患者,有必要进行吸氧、解痉平喘、祛痰以及使用抗生素等。当然,最重要的还是患者自己的治疗配合。患者需要多与家人、医护人员交流,讲述自己的身体情况和内心感受或担忧,并且在医生的指导下适当运动、放松心情,为接受手术治疗调整准备好自己身体和心理状态。只有改善患者自己的身体状况,尽量减轻基础性疾病的干扰,患者才能更安全顺利度过围手术期。

资源1

扫码看视频,学习
ERAS 基础操——
围手术期加速康复操

4. 胸科手术的风险有哪些

胸科手术风险有多高? 曾经有人玩起了谐音梗,把"胸"换成了"凶",因此,"胸科"也就成了"凶科"。肺组织是人体完成呼吸功能的重要场所。在这里,空气中的氧气进入血液,而血液中的废气被交换进入空气。只有保证正常的气体交换,才能维持一个人的正常生命。同时,肺脏的血供非常丰富,与心脏以及大血管的毗邻,所以,胸科手术术中容易发生大出血、呼吸功能不佳以及术后甚至是无法拔管等可能危及生命的情况。以前由于技术原因,胸科手术通常需要大切口,因为手术需要还会离断肋骨。因此,术后剧烈疼痛也是胸科手术的风险特征。随着医学技术的进步与发展,胸科手术的危险性在逐渐下降。现在大部分手术都在胸腔镜直视下操作完成,成为微创手术,避免了以前的大切口大创伤式的手术,大大降低了手术创伤风险。再加上现在提倡的术后多模式镇痛,现在胸科手术微创化,让大多数患者术后第1天即可下床活动,2~3天即可出院。手术后的加速康复操的锻炼也成为患者康复的良药。总之,手术医生和麻醉医生会依据患者的具体情况,认真采取针对相关风险的预防和处理措施,确保手术的安全和效果,同时减少不良反应和并发症的发生,保障生命安全。

5. 胸科手术一般选用什么麻醉方式

老年患者和家属们通常会关心我们将采取什么方式来做胸科手术的麻醉?由于胸科的特殊性,如胸膜、肺、气管、食管等部位手术,一般来说都会采用全身麻醉来完成手术。还会采用一种特殊的麻醉技术叫作肺隔离技术。简单地说就是麻醉医生通过一种特殊的支气管导管,将左右侧的胸腔分开。这样,做手术侧的肺萎陷,增大手术野,便于手术操作。而非手术侧肺在此时由麻醉医生人工控制正常的呼吸状态,维持机体正常的氧合和气体交换。正是由于肺隔离技术的应用,才使得胸腔的多种手术得以开展,从而保证了手术患者的安全。

当然,随着技术的发展,麻醉医生也开展了辅助神经阻滞、肋间神经冷冻以及切口局部浸润麻醉等多种技术来帮助术后镇痛,提高患者术后的舒适性。除非是胸壁局部的病变,如简单的胸壁伤口清创缝合术、胸腔穿刺术或胸腔闭式引流术,简单的局部麻醉就可以解决问题。

6. 肺部手术时如何保证肺通气功能

这个问题,对于患者来说,问得非常有意义!

要回答这个问题,首先要告诉您一个专业术语——单肺通气。顾名思义,“单肺通气”是指在进行胸部手术时,只有一侧肺在通气并保证身体正常的氧气需求。而需要完成单肺通气,麻醉医生需要用到一种特殊的气管导管,即双腔支气管导管。在全身麻醉下,经口插入双腔支气管导管,这时,左右侧肺将分别有两根导管进行通气。手术时,将手术侧肺的通气导管夹闭,手术侧的肺将不能通气。此时不能通气侧肺将会萎陷,而肺萎陷也可以为手术医生提供良好的手术显露条件,有利于手术操作,降低手术风险。而另一侧肺将保持正常的通气状态,从而保证全身的氧气供应。正是由于肺隔离技术的出现,使得胸科手术得到了快速发展。目前,还新发明了其他的肺隔离技术,使得我们的胸科手术更安全舒适。

7. 胸科手术的麻醉风险有什么

　　无论什么麻醉方式,都存在一定的风险。哪怕是局部麻醉也会有风险,例如患者对局部麻醉药物过敏。有患者会在使用局部麻醉药之后出现皮肤发红、橘皮样红疹,甚至出现头昏、耳鸣、心悸、气促、呼吸困难、血压下降等情况。全身麻醉的风险在于从清醒到麻醉,再从麻醉状态恢复到清醒全过程都可能发生。人们喜欢将麻醉过程比喻成飞机飞行过程:麻醉开始就像飞机起飞,麻醉结束就像飞机降落,而中间的麻醉维持过程就像飞机飞行在空中平飞一样,随时都会有巨大的风险存在。麻醉医生的工作职责就是和病患及家人共同努力,保证我们每一位患者的生命安全,平稳地度过手术过程。由于我们的肺功能随年龄的增加会出现明显下降,而且肺组织又不存在再生的情况,随着年龄的增加,可用于正常气体交换的肺泡组织会越来越少。然而,胸科手术也直接影响到肺组织。因此,在老年患者行胸科手术时,相对的风险还是会比较大的。麻醉和手术医

资源1

扫码看视频,学习
ERAS 基础操——
围手术期加速康复操

生对老年患者手术之前的身体情况进行充分的评估,手术中采取多种手段来监测并调控患者生理状况,保障患者生命安全。总体来说,在现代医学的条件下,胸科手术已经是越来越安全。

8. 单肺通气有什么并发症吗

单肺通气不同于患者的正常双肺通气,简单来说,就是本应该由两侧肺同时承担通气和交换的工作,交给一侧肺来完成。通常,短时间的单肺通气可以保证患者各项生理指标维持正常,但时间较长自然会增加并发症发生的风险。低氧血症是单肺通气期间最常见的并发症。另外,不合理的单肺通气也可能会引起多种肺损伤。

而受过专业训练的麻醉医生具备有效预防和处理这些并发症的技能,包括插入双腔支气管导管准确定位、肺保护性通气策略,以及必要时采用术中间断双侧肺通气;调整给氧浓度与压力,监测呼吸参数与血气分析,配合输液管理等综合措施,为单侧肺通气技术提供了可靠的保障。

9. 胸科手术会并发肺部感染吗

肺部感染是胸科手术最常见的并发症之一,术后的肺部感染绝对是令人头疼的事情,不仅延长患者的住院时间,更影响康复和生活质量。要预防手术后肺部感染,不是仅用抗生素就能轻易解决的问题,需要老年患者和医护人员的共同努力,齐心协力,才能达到预防感染的目标。

术前进行适当的呼吸功能锻炼对预防术后的肺部感染具有十分重要的作用。而患者本人是最最重要的预防员。患者需要在医护人员的指导下,于手术前和手术后坚持进行适宜的预防措施搭配围手术期加速康复操训练,比如术前戒烟、改善营养状况、锻炼呼吸功能等,术后的深呼吸、哈气排痰、举臂扩胸、握拳、抬腿、勾踝、伸踝也有利于感染的预防。如果患者不能下床活动,也可卧床或坐位进行上述运动。一旦发生肺部感染,医生还会根据患者的具体情况给予药物治疗,并通过雾化等措施积极排痰治疗。如果患者有较长时间吸烟的习惯,上述措施更是您应该遵从的妙方!

在手术麻醉中最重要的肺保护专家就是麻醉医生。在这个肺保护专家组中还有胸外科医生和可爱的护士。大家从各个操作和治疗环节,监测您的呼吸功能情况,调整相关的药物,调整适合您的呼吸机相关参数,及时清理出呼吸道内分泌物,保持呼吸通畅,减少感染风险。总之,术后肺部感染预防的意义远大于治疗,我们一起努力哟!

资源2

扫码看视频,学习呼吸操——呼吸运动

10. 胸科手术后的伤口会随着呼吸而加剧疼痛吗

大切口的开胸手术时代,术后疼痛剧烈,伤口随着每一次呼吸、每一次咳嗽都会产生剧烈疼痛。随着微创手术的普及,几乎所有的胸科手术均可采用胸腔镜直视下的微创手术方式完成。胸腔镜直视下的手术切口,相比之前术后疼痛明显减轻。目前,胸科手术术后不适可能更多地来自胸腔引流管对局部胸膜的刺激。多种模式包括不同药物的组合和不同镇痛方式的结合,以及改良式闭式胸腔引流管的应用和管理,已经使胸科手术术后疼痛明显减轻。

　　针对这些疼痛原因,麻醉医师常规会在手术结束后为您进行相关部位的局部神经阻滞,使用局部麻醉药进行镇痛;也可以为您连接一个镇痛装置持续给药镇痛(简称为"镇痛泵")。使用镇痛泵时,患者可以根据疼痛情况,按照装置按钮标示,自行追加镇痛药物;关于用药的配置和使用参数的设置,是由麻醉医师根据您的疼痛评估预先设置,并且对于镇痛药的用量和追加剂量均有安全限制。现在还有人工智能的镇痛泵管理模式,术后疼痛治疗的管理人员可以随时掌握您的疼痛情况和镇痛装置运行情况,及时给予调整,达到安全有效地缓解疼痛,让您感到舒适和满意。

11. 胸科手术后使用镇痛泵会有什么副作用吗

　　胸科手术的镇痛泵一般都是使用的静脉镇痛泵,镇痛药物将通过静脉输注入患者的体内起到镇痛作用的。镇痛泵只是一种机械给药的小型装置,使用前管理人员常规检测运行程序和设置镇痛参数。如果是电子镇痛泵则还需要检测装置电量情况,以免出现机器故障。

　　通常讲镇痛泵相关副作用主要是指使用了镇痛药物后的副作用。镇痛药物最常见的不良反应就是恶心呕吐。为了预防恶心呕吐,医生首先需要在麻醉前评估术后发生恶心呕吐的高危因素,并依据评估结果进行预防性处理,比如选择适宜和适量的止吐药;一旦发生恶心呕吐,医生也会立即先进行原因排除,在明确原因之后,会进行积极处理,并密切观察疗效。

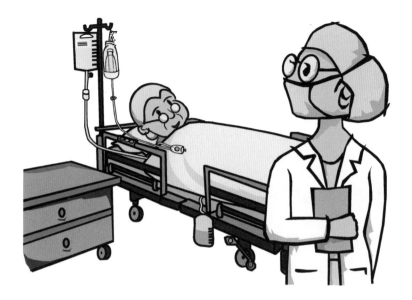

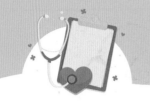

第十章 神经外科手术的围手术期知识

1. 老年高血压患者做神经外科手术有什么风险

通常神经外科择期手术对于患者的血压有一定要求,因为手术过程中血压波动可能导致脑血管意外或术中脑出血等不良反应。老年患者随着身体功能的减退,血管硬化而脆性较大,承受压力和耐受压力波动较差,更容易血管破裂出血。同时由于老年患者常伴有血管壁粥样硬化,也容易发生血栓形成,阻塞血管,导致组织供血不足甚至梗死。尤其是合并有高血压、糖尿病等基础性疾病的患者,手术之前一定要调整好血压、血糖。只要在术前充分重视高血压可能带来的危害,做好调整,手术中医护人员的保障措施才能充分地发挥作用,将可能的风险降到最低。同时,对于老年患者来说,努力保持放松的心情,充足的睡眠,要遵从医师的指导规律服药,做好迎接手术治疗的信心准备是很重要的哟。

2. 神经外科手术对老年患者的认知功能有什么影响

神经外科手术后是治疗神经系统疾病的有效手段,相对于其他手术而言,手术过程对大脑的干预可能会对患者的认知功能产生一定影响,尤其是老年患者。认知功能障碍的发生,不仅会影响手术疗效,还会给患者的生活质量和家庭带来较大的经济和心理负担。"认知功能障碍"通俗地讲就是记忆力变差、短期记忆缺失、人格改变、以前沉默寡言突然变得精神亢奋，或者是甚至家人都认错或完全不认识等，一般持续几小时或者几天，但也有持续 1 个月甚至是更长时间。术后认知功能障碍可发生于任何年龄段，发生率随着年龄而增加。神经外科患者多为中老年，神经细胞衰亡增多，脑组织退行性变，阿尔茨海默病乙酰胆碱活性减低等因素，都进一步诱发了术后认知功能障碍的发生。通过对老年患者血压血糖的调控，调整睡眠质量，减少焦虑情绪，做好疼痛处理，能够降低或缓解术后认知功能障碍的发生率或程度。一旦出现了术后认知功能的损伤，需要立即联系您的医生和护士，及早给予鉴别诊断和功能评估，必要时给予相应的药物及非药物的治疗，并做好安全保护以免遭受二次伤害。

3. 神经外科手术一般需要多长时间

神经外科手术的时间长短一般来说，神经外科手术时间可以从短短的 1 个多小时到十几个小时不等。随着对大脑组织解剖的认识增强、手术设备的改进、大脑内止血材料的进步，神经外科手术的时间已经显著缩短。通常如简单的颅脑外伤清创手术、经鼻的垂体瘤手术、大脑皮层表浅的肿瘤手术会在 2 个小时以内完成。而大脑中动脉的血管瘤行开颅夹闭手术以前需要 8 小时左右，现在有些医院可以在 4~5 个小时内完成。如果肿瘤特别大，那手术时间很可能会特别长。手术时间的缩短，不仅可以减少患者的手术总体费用，更重要的是可以减少手术操作对脑组织的损伤作用，改善患者的预后。手术前主刀医师也会跟患者和家属进行沟通讲解，随着手术的进展，遇到特殊情况，手术医师还会及时跟患者家属沟通手术情况,麻醉医师会一直陪在患者身旁,监测生命功能,进行调控管理,为手术和患者安全保驾护航。

4. 神经外科手术对智力损伤的风险大吗

做完手术后会不会更糊涂是很多患者及家属关心的问题。在麻醉结束后,麻醉药在一定时间内就会被分解、代谢排出体外,麻醉作用也随之消除,神经系统的各项功能也会随之恢复正常,临床中常用的麻醉药一旦停药后并不会对大脑产生持续性的功能抑制。目前,大部分临床观察研究显示:除部分极高风险人群外,单次、短时间全身麻醉并不会对智力造成明显损害,换句话说从麻醉中恢复后,患者不会更糊涂。但是神经外科手术操作是直接在颅内进行,若操作区域在中枢神经相关功能区域,术后可能会有谵妄和意识障碍的风险,但手术医生会进行术前评估和术前沟通,尽量将此类手术风险降低。

5. 颅内压是什么

颅内压是指颅腔内容物对颅腔壁产生的压力,因此,颅腔、脑组织、脑脊液、血液和淋巴是颅内压形成的基础。正常情况下,由于人的脑组织是相对固定的,而脑脊液、血液又具有自我调节的能力,所以颅内压是相对固定的一个值。而如果超过一个正常范围后,医学上就称之为颅内压增高;如果低于一定范围,那就是颅内压降低。由于我们通常说的头盖骨(颅骨)是一个固定的容器,所以颅内压的变化多数是因为脑组织、脑脊液或者是脑血流发生了剧烈变化,需要引起高度重视和及时地处理。通常颅内压升高会有头痛、喷射状呕吐和视乳头水肿(可能会导致看不清东西)等典型症状。而颅内低压则通常会有头晕头痛的症状。但颅内低压引起的头痛通常在平卧位时无症状,而在站立时会比较明显。

6. 神经外科手术中如何减少神经损伤

神经外科手术中牵拉和触碰到神经是比较常见的。在常规的开颅手术过程中,比如脑肿瘤、脑出血、脑外伤等手术,为了确保手术治疗的有效,操作时可能会涉及相应脑功能区。但手术入路以及手术需要切除的范围,都是有严格的规范和要求的。手术医生在手术前会对手术的风险和手术范围要经过严格评估,权衡利弊,并与患者或家属进行充分沟通之后作出相关决定。手术会尽量避免对脑区神经的损伤。如果手术中牵拉和触碰到神经没有出现该神经支配区域的严重后遗症,通常不需要特殊处理。随着医疗条件和技术的提高,在手术前和过程中,医生会采取多种措施来比如各种导航技术和核磁定位技术,尽量避免或减轻对功能区的神经组织的损伤,从而达到保护脑功能的作用。

7. 神经外科手术对老年人的血压有什么影响

手术以后患者的血压变化可能会呈现出不同的情况,但影响肯定是存在的。手术的应激反应可能会导致患者在一段时间内的血压处于一个相对较高状态。另外,神经外科手术操作导致的颅内压升高也可能导致患者术后在一段时间内血压偏高。术后头部疼痛刺激也会引起患者的多种反应而导致血压的增高。此外,老年患者术后低血压也比较常见:麻醉药会影响神经系统和心血管系统的正常功能,导致血压降低;吗啡止痛药会扩张血管,导致血压下降。手术后出现大量失血、呕吐、腹泻等情况,会导致体内血液量减少,使血压下降。此时,需要及时补充液体来增加血容量,提高血压。因此,术后仍需要密切监测患者的血压状况,并根据具体情况进行调整治疗方案,以确保患者的术后安全和顺利康复。

8. 神经外科手术后如何预防出现语言功能受损

如果患者手术后出现说不出话的情况,那么有可能是手术区域邻近语言中枢。如果手术损伤了语言中枢,可能会导致手术后不会说话的情况。通常在手术前,医生会对手术区域进行详细的评估,讨论手术方案以及可能的并发症。如果有失语的风险,外科医生应该会在术前与患者及家属进行充分的沟通。术后外科医生也会密切观察患者的恢复情况,一旦发生,则需要展开必要的检查并尽早进行康复性治疗。

对于术中神经损伤的预防,主要与肿瘤的位置与性质密切相关。手术医生术前会对患者进行详细的评估和检查,制定详细、精准及个体化的手术方案。术中结合使用先进的设施设备,避免过度牵拉、压迫或切割手术区域的神经。尽管采取了上述预防措施,但对于一些病变所在区域的神经,必须事先评估和权衡利弊后才能进行手术切除。如果手术后出现神经功能障碍,可能需要进行康复治疗,如高压氧、中医针灸、神经电刺激等方案,同时辅助使用营养神经的药物。

9. 如何判断有没有神经功能损伤

通常在术后早期外科医生就会对相关的神经功能进行检查,以便早期发现相关并发症并进行早期康复治疗。一旦发生神经功能损伤,到底什么时间能恢复正常,会因人而异,存在显著差异。

恢复的时间与神经损伤程度、类型及部位等因素有关。一般来说，如果神经只是单纯的一些压迫损伤，并没有涉及实质性的损伤，恢复时间一般 1 个月左右。要判断有没有神经功能损伤，专科医生可以通过了解手术区域是否有感觉异常、疼痛或麻木程度，以及相应部位的运动是否受到影响，如肌肉无力、萎缩等临床表现进行初步判断。还可以通过影像学检查、神经电生理检查等检查进行精准判断和定位。当然您在术后尽早活动，如果发现有神经功能减损，比如四肢活动异常，身体有些部位感觉麻木，都要及时告诉医生。医生通过综合评判，并根据具体情况可采取手术治疗、药物治疗、康复治疗等方法，以促进神经功能的恢复。

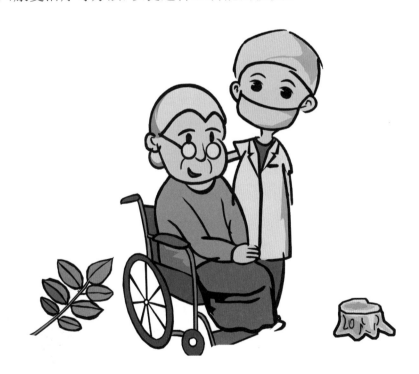

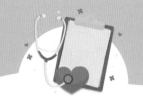

第十一章　骨科手术的围手术期知识

1. 骨科手术后会出现哪些并发症

骨科患者术后常见并发症包括：

（1）创口感染、愈合不良。

（2）术中损伤神经导致的相应部位感觉运动功能异常。

（3）长期卧床不翻身导致的压疮。

（4）长期卧床导致的坠积性肺炎。

（5）长期卧床、血液高凝导致深静脉血栓，甚至血栓脱落导致肺栓塞、猝死。

通过积极的预防及围手术期相关训练，可以大大降低患者术后的并发症。具体的预防措施可包括：

（1）术中注意无菌操作，术后规范换药，发生感染时及时抗感染治疗。

（2）不需要长期制动的患者术后早期活动能预防坠积性肺炎、血栓形成，对于高危人群可在监测下应用抗凝药物。

（3）对于活动不便的患者，每天翻身做好个人卫生清洁能预防压疮形成。

资源3

扫码看视频，学习下肢操——下肢运动

2. 骨科手术一般选择哪种麻醉方式

骨科手术麻醉大体可分为全身麻醉和区域神经阻滞两大类。全身麻醉通常简称为全麻，麻醉药通过吸入、静脉或肌内注射等方式进入患者体内，抑制中枢神经系统，使患者意识消失并处于一种无疼痛感觉的状态。全麻又可分为吸入麻醉、静脉麻醉、复合麻醉等。区域神经阻滞包括通常说的局部麻醉或者半麻，是指患者在意识清醒的状态下，将局部麻醉药注射到特定部位如脊神经、神经丛、神经干或周围神经末梢周围，使机体某一部分的神经传导功能暂时可逆性阻断。局部区域阻滞麻醉又可分为局部浸润麻醉、表面麻醉、区域阻滞、神经阻滞、椎管内麻醉等。每种麻醉都会有自己的优缺点。需要根据患者的情况和手术的大小及部分来选择麻醉方式。目前，更多倾向于将全身麻醉和区域神经阻滞联合使用，叫作联合麻醉。许多研究证实，联合麻醉不仅可以减少全身麻醉的麻醉药用量，同时也可以减少局部区域阻滞麻醉时患者的心理紧张情绪，对患者有很多的好处。比如，可以减少术后谵妄等并发症。

3. 骨科手术前能先行止痛治疗吗

随着年龄的增加，老年人的各项机能在不知不觉中退化。骨质疏松再加上肌肉力量的退化，使得老年人很容易就发生各种骨折。前臂的尺桡骨骨折，下肢的粗隆间骨折及股骨颈骨折等都是老年患者常见的骨折类型。疼痛是人的重要生命体征，在就诊时可以提供医生非常多也非常重要的信息，是医生判断病情的重要依据。但剧烈疼痛可以引起人体强烈的应激反应，导致血压升高等严重并发症。所以,一方面,医生不能轻易地对患者进行镇痛治疗,以免影响病情的诊治。另一方面,一旦病情明确诊断,应当立即给予患者合适的镇痛,以减轻患者因为疼痛引起的强烈应激反应。因此,在老年骨科患者前来就诊时,需要对患者受伤时的状态,以及可能损伤的部分进行快速分析,要迅速排除可能存在的内脏的闭合性损伤。而一旦排除了骨折以外的伤情后,对于疼痛显著的患者,应该在正确的专科处理的同时,采用积极的镇痛处理,以减轻疼痛带给患者的伤害。因此,遇到老人骨折了,不是不可以给止痛处理,而是需要对伤情进行快速评估,只有排除了相关的病情以后,才能给予完善的镇痛处理。可喜的是,随着医学诊疗技术的提升和诊疗常规的规范,为了减轻患者的疼痛及疼痛带给患者的焦虑,已经将疼痛治疗尽量往前移到门诊急诊了。这样,既可以保证患者的安全,也可以减少患者就诊时的痛苦。

4. 骨科手术后如何缓解疼痛

大部分患者会觉得麻醉药消退后有疼痛的感觉,并且在术后1~2天达到高峰。疼痛感觉是因人而异的,同样的刺激强度导致的每个人疼痛感觉是不一样,术后疼痛也是如此。对于不同程度的术后疼痛,我们可以采用多种镇痛措施进行处理:首先,对于较轻的疼痛,可以给患者采用口服止痛药;对于疼痛程度稍强的患者可以采用肌内注射、静脉使用止痛药;对于疼痛敏感或者比较重的术后疼痛,可以采用静脉或者硬膜外镇痛泵持续输注镇痛,还可以采用局麻醉药切口浸润或神经阻滞,进行术后长时间的镇痛治疗。而对于疼痛剧烈的

资源1

扫码看视频,学习
ERAS 基础操——
围手术期加速康复操

患者,还可以采用上述多种方法或多种药物结合的镇痛的方式,也就是目前常提到的"多模式术后镇痛",来让患者舒适平稳地度过手术后的关键恢复期。

5. 骨科手术的出血多吗

手术出血多少需要看手术的部位、大小决定。一般像关节镜手术、上肢下肢使用止血带的手术等失血量是较少的,而像髋关节手术、骨盆手术、关节置换手术等失血量较多的。虽然现在多种止血技术和止血材料的应用可以大减少手术过程中的出血量,但长时间的复杂手术,包括关节的翻修手术等都会有大量的出血。如果手术过程中出现了大量出血的情况,则需要输注大量的血液制品来补充人体的血液丢失来保障患者的生命安全。

而对于预估失血量多的手术,在术前会做交叉配血、备血准备,以及术前纠正贫血的综合治疗。同时,麻醉医师在术中会加强对失血量、尿量、血压、心率的监测。麻醉医师会通过输液预扩容、术中加快输液、使用血管活性药物甚至输血等措施来维持术中的安全。总之,即使出血多,麻醉医师都会通过多种方式来维持患者的循环稳定,从而保障生命安全。

6. "三高"对骨科手术有哪些影响

"三高"是指高血脂、高血压、高血糖,术前如果不通过积极改善饮食习惯和使用药物控制病情,围手术期极易发生心血管相关并发症。这些并发症包括静脉血栓形成甚至脱落导致肺栓塞、脑梗死、心肌梗死、高血压急症、充血性心力衰竭、高渗性昏迷等。而这些并发症在老年骨科手术患者中更容易发生。因此术前就应该进行"三高"的有效调整。主要需要改变饮食和生活习惯,如低脂低盐低糖优质蛋白饮食,规律服用降脂、降压、降糖药物或者使用胰岛素,规律监测血脂、血糖、血压结果等。调整目标为争取术前将血压控制在< 140/90mmHg,至少< 180/110mmHg 才能安全手术;争取术前将空腹血糖控制在 6.1~7.2mmol/L,至少< 11.2mmol/L。

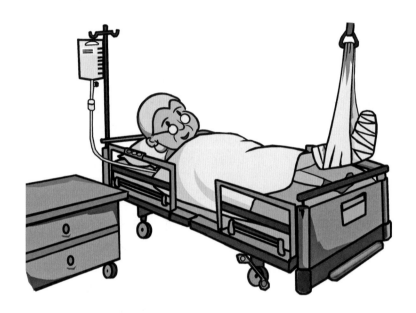

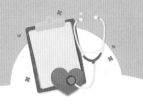

第十二章　普外科手术的围手术期知识

1. 普外科手术前如何调理食欲问题

患者术前食欲差,没有胃口,要考虑是情绪原因还是疾病原因。术前紧张焦虑的情绪可能会导致患者食欲差,吃不下饭。这不仅会影响围手术期多种激素水平发生明显变化从而导致血压升高,还会导致患者由于摄入不足而引起循环系统容量不足,进而术中血压忽高忽低波动大,导致血压不平稳。这也会严重增添了术中循环管理的困难。不仅如此,由于术前的营养差,再加上老年患者本身各脏器均处于衰老状态,进一步增加了术后恢复差,切口愈合不良的风险。

如何调理老年患者术前的营养状况,是改善老年患者预后的重要举措。首先,医生、家属等都需要跟患者进行沟通,充分解释手术的必要性,强调舒适化麻醉诊疗技术的开展与普及,从而缓解老年患者的紧张情绪,改善食欲。另外,也可以尝试睡前服用抗焦虑药物,改善睡眠后也可以改善老年患者的饮食状况。如果患者的食欲低下是由于胃肠道等消化系统疾病引起的。则需要通过肠外营养的方式来改善患者的全身营养状态。总之,只有努力改善了老年患者的营养状态,才能真正降低老年患者的术后并发症,使老年患者能达到快速康复的效果。

2. 普外科手术前如何解决便秘问题

老年人便秘主要表现为排便次数减少和排便困难,常常是因为老年人肠道蠕动能力下降,脏器功能衰退,导致粪便在肠道堆积而无法排出;老年患者日常活动量减少,也是便秘的原因。在手术麻醉之前,患者可通过调整饮食结构,多吃粗纤维食物、多喝水,以促进排便;同时经常性按摩腹部,促进胃肠蠕动;另外,需要鼓励老年患者进行适当运动,保持愉悦心情。以上措施均可辅助解决便秘的问题。如若没有改善,则需要医师明确诊断,排除肠梗阻情况,采用药物帮助患者排大便。

目前关于肠道菌群的重要作用有很多研究。研究发现,良好的肠道环境有利于降低多种手术麻醉相关并发症的发生,可以缩短住院时间,促进患者康复。便秘患者术前也可服用益生菌促进胃肠功能正常化,纠正肠道菌群紊乱。如果患者术前营养状态差,应及早行营养支持治疗,改善患者的术前营养状况。这些措施均可以通过改善老年患者的术前一般状态,从而降低患者围手术期的手术麻醉相关风险,降低围手术期并发症发生。由于长期便秘、营养不良、高龄等原因,围手术期心肺功能不全、血栓栓塞等风险将大大增加。患者及家属应配合麻醉医师完成术前访视,评估相关风险,必要时行专科会诊治疗,以减少围麻醉期风险和不良事件的发生。

3. 基础性疾病较多的患者做普外科手术需要注意什么

老年患者常合并心脑肺肾等多种基础性疾病,严重程度不一。手术麻醉对于患者机体都是一种应激,将对各器官系统产生影响。麻醉后将对呼吸、循环系统产生抑制作用,对于心肺功能差的患者则是进一步的伤害性作用。患者应在围手术期规律口服药物,完善术前检查,将机体调整至最佳状态。

一般情况下,术前药物如降压药、内分泌类、免疫类药物等可服用至手术当日,对于手术都是有益无害的。另一些药物需要在手术麻醉前停止服用,进行桥接治疗。心脑血管疾病患者长期服用抗凝、抗血小板药物等,当麻醉方式是半麻时,这类药物需要按规定停够天数,并行换药、桥接或肝素等治疗后才能行手术麻醉。当然,各类药物停用时间不同,具体停用要求还是要遵听医嘱,术后再恢复服用。

4. 如何减轻普外科手术后疼痛

老人怕疼,很多患者的关于手术麻醉的认知还停留在以前的认识上,手术切口大,镇痛手段缺乏,患者手术以后非常痛苦。所以,一谈及手术麻醉,打心底就会觉得非常害怕。所以医护人员可以从以下多个方面向老年患者解释,帮助老年患者克服害怕疼痛。首先,手术前家属或医生可以和老人充分沟通,普及麻醉知识,做好术前思想工作。从心理的根本上,让老年患者认识到目前医学技术的进步。已经能从多方面入手来解决患者的疼痛问题。现代医学技术发展迅猛,外科手术微创化是目前的一个趋势。各种小切口甚至是无切口的手术不仅满足患者手术后美容需求,更是将术后疼痛也降到极致。全麻让患者在手术过程中"睡一觉",而术后完善的镇痛更是不知不觉中完成了康复。其次,患者及家属可以配合麻醉医师做好术后镇痛,通过多模式镇痛的方式来解决患者术后镇痛的问题。除了常规的完善术中镇痛以外,神经阻滞、切口局麻醉药镇痛、术后镇痛自控泵的使用均可以降低患者的疼痛感受。患者及家属可以根据医嘱实现术后的最佳镇痛效果。最后,对于一些对疼痛特别敏感的患者,也可以采用一些物理的方法如针灸和中药的方法来协助术后镇痛。总之,在现有的医疗技术下,如何改善患者的医疗体验,让患者体会到无痛和舒适化的医疗过程,这同样是医患共同的目标。

5. 心肺功能不全会加大普外科手术风险吗

心肺功能差的患者,手术麻醉风险都将相应增大。老年人心肺功能减退,心脏射血功能下降,肺容量、顺应性等也降低,严重者日常活动受限,而在手术麻醉过程中,需要心肺有良好的适应性,以应对手术操作等刺激。因此,老年患者如果存在心肺功能不好,难免会加大手术麻醉的风险。然而,如果手术是解决疾病的唯一方法,患者及家属还是要面对病情并积极配合治疗。通过合理系统的功能调整,将患者各脏器功能调整到最佳状态,避免脏器功能因麻醉手术进一步恶化,从而增加患者安全。

所以完善的术前检查,通过多学科的联合诊治,制定充分全面的术前基础性疾病的调整方案策略,改善老年患者的术前一般状态,是目前可行的一种降低术中及术后麻醉手术风险的有效方式。

麻醉医师通过术前访视并对患者的相关风险进行准确评估,制定充分全面的麻醉方案,以应对围手术期各种意外或不良事件,从而将手术、麻醉风险降至最低。

6. 普外科手术前后的饮食需要注意什么

术前术后的合理禁食是规避术中术后并发症,保障患者安全的一项的重要举措,目前也有许多关于这方面的研究进展。一般情况下,术前应禁食 6~8 小时,这是胃排空所需要的时间,主要是为了防止麻醉诱导过程中发生反流误吸,造成吸入性肺炎。当术前有药物需经口服用时,也允许饮用少量清水将药物服下,但至少需在麻醉前两小时。手术前一天可正常饮食,建议食用一些易消化食物,避免油腻饭菜,不利于患者消化。关于术后饮水,建议在完全苏醒,没有呕心呕吐、腹胀及头晕者,从试饮水开始,从湿润口唇、口咽开始,逐渐增加试饮水量(5~10ml)直至恢复正常饮水量,如果在饮水时有呛咳应立即停止,等待稳定后又从试饮水开始,以便患者安全适应饮水。术后启动饮食通常需要在肠道排气以后,大概在手术结束后 6 小时。建议服用流质食物,再逐渐过渡至正常饮食。如患者行胃肠道手术,术前应做好肠道准备,术前术后恢复饮食一定要按照手术医师的要求,开始进食适宜的食物和食物的量。

老年患者体质虚弱,在经历手术后,对于机体更是一种打击。所以手术后应注意营养的摄入,可适当服用含蛋白类物质高的食物,一方面可以促进切口部位组织愈合,另一方面也可增强老年患者免疫力,有利于术后早期恢复。

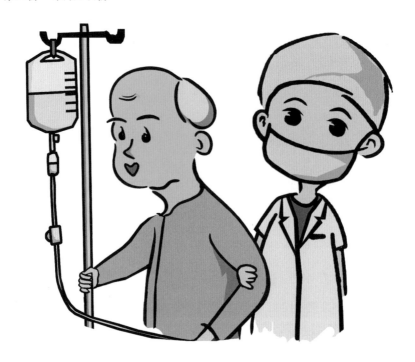

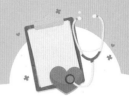

第十三章 泌尿外科手术的围手术期知识

1. 心肺功能对泌尿外科手术的影响大吗

心肺对于人体是至关重要的器官，主导机体全身的血液循环、心脏搏动的强度和肺容量，反映了泵血和氧供能力。麻醉后心肺功能受到抑制，血压心率下降，呼吸幅度、频次降低，易引起心血管灌注不良、肺脏通气不足，心肺功能差的人，对手术和麻醉耐受性也差，手术风险相对升高。

术前由于情绪紧张焦虑，可能诱发心血管不良事件，如恶性心律失常等；手术操作刺激对机体是一种打击，损害各系统器官，尤其是心肺，导致术后并发症，住院时间延长；同时麻醉药物也会抑制心肺功能，如基础心肺功能差，产生不可逆性损害的概率会大大升高，如心肌缺血、缺氧加重，导致低氧血症、心绞痛、心肌梗死、脑梗等恶性心脑血管意外；老年患者心肺代偿、自愈能力降低，术后心肺功能可能恶化加重。所以术前完善检查，锻炼心肺功能，有利于应对手术及术后早期康复。

资源1

扫码看视频，学习
ERAS 基础操——
围手术期加速康复操

2. 基础性疾病较多的患者做泌尿外科手术需要注意什么

多数泌尿外科患者为老年患者，合并心脑肺肾等多种基础性疾病,严重程度不等。无论手术还是麻醉,对于患者机体都是一种应激,将对各器官系统产生影响。麻醉将对呼吸、循环系统产生抑制作用,如呼吸运动减弱、次数降低,血压心率下降等,肾功能差的患者,药物代谢能力差,有可能术后苏醒延迟;对于心肺功能差的患者则是进一步的伤害性作用,如术前基础状态差,心肺代偿能力低,有可能难以承受手术麻醉,术后原有疾病加重,患者应在围手术期规律口服药物,完善术前检查,将机体调整至合适良好的状态,以适应手术麻醉。这对麻醉医师在围手术期个性化的全面管理,必定更是一项巨大的挑战。

一般情况下,术前药物如降压药、内分泌类、免疫类药物等可服用至手术当日,对于手术都是有益无害的。另一些药物需要在手术麻醉前停止服用,进行桥接治疗。心脑血管疾病患者长期服用抗凝、抗血小板药物,如阿司匹林、华法林、氯吡格雷等,当麻醉方式是半麻时,患者存在麻醉禁忌证,要停够天数并行肝素等治疗才能行手术麻醉。当然,各类药物停用时间不同,具体停用要求还是要遵听医嘱,术后再恢复服用。所以患者及家属要和医生详细叙述病史及口服药物史,以配合医生制定治疗方案。

3. 泌尿外科手术麻醉会影响肾功能吗

肾功能可能因疾病、尿路感染或与结石相关的输尿管梗阻而受损,术前进行充分的肾功能评估,对于围手术期肾脏保护具有重要意义。当平均动脉压降低至 60mmHg 以下时,肾脏血流相应减少,将对其产生不利影响,故围手术期动脉血压不宜长时间处于低水平。

　　如果手术中血压变化不大,患者感染情况不重,一般情况下不会对肾功能造成太大影响;但是术中长时间低血压,将导致肾脏不可逆性的缺血坏死,损害肾功能,严重者将行透析治疗,或肾移植手术等。感染也会对肾功能产生不良影响。患者应注意控制感染,尽量减少各个引流管如尿管、中心静脉置管等的留置时间,一旦感染,细菌入血,将导致菌血症,病情复杂,住院时间延长。

　　麻醉药物在体内的代谢,大多依赖患者的肝脏代谢和肾脏排泄,常规剂量下的麻醉药物不会损伤患者肾功能,但是在麻醉过程中,如果患者大量的失血或者长期的低血压,导致肾灌注减少,血流量减少,长时间就会影响患者的肾功能,导致尿量减少。对于肾功能不全的患者,麻醉中应主要考虑容量管理和麻醉药的代谢与清除,维持正常血压和血容量,保证肾灌注。

　　所以术前详细的访视及充分的准备很重要,要了解患者的病情,将机体调整至良好状态,血压维持在合适水平,高血压患者术前口服降压药物,有利于术中循环稳定的维持;情绪紧张的患者,可尝试服用抗焦虑药物,保证充足的睡眠。手术顺利地完成,需要患者、外科医师和麻醉医师共同努力合作,才能使麻醉安全平稳,减少并发症的发生。

4. 泌尿外科手术后该如何预防并发症

　　前列腺增生是泌尿外科最常见的疾病,经尿道前列腺电切术是最多见的手术方式,是一种通过尿道在膀胱镜下切除前列腺组织的手术方式。由于老年男性也常合并多种基础性疾病,如果条件允许,尽量选择椎管内麻醉,也就是大家常说的半麻,有利于麻醉医师术中观察,早发现,早诊断,早治疗。一方面由于前列腺血运丰富，另一方面术中需要持续膀胱冲洗，使其充盈，故术中易出现出血、膀胱穿孔、低体温等并发症，当大量膀胱冲洗液吸收入血后出现水中毒，多发生于术中，也可发生在术后几小时内，如不及时处理将导致严重后果甚至死亡。

度过了术中关键时刻，术后也需要严密监护。如果发现患者烦躁，意识不清，要及时呼叫医生，避免发生严重后果；病房内要注意保温，手术间温度低，患者又经过大量液体冲洗，所以术后要预防低体温。

除此之外，泌尿外科中的腹腔镜手术并发症包括皮下气肿、血压变化、高碳酸血症、气体栓塞等。这些并发症的发现都需要术中术后严密的监护。患者返回病房后，家属及陪护要护理好患者，及时发现监护仪的异常数据以及患者异常表现，及时向医护人员上报，及早救治。

5. 泌尿外科手术容易造成感染吗

泌尿外科手术部位感染是泌外操作和手术最常见的并发症，包括切口、伤口和手术涉及的器官或腔隙的感染，轻重不等，和患者自身存在的危险因素相关，主要包括全身危险因素和相关危险因素。其中全身危险因素主要包括高龄、营养不良、免疫功能下降、吸烟、体重指数过高、高血糖等；相关危险因素包括术前住院时间长、泌尿系反复感染、涉及肠道的手术、长期留置尿路引流管、存在尿路梗阻和泌尿系结石等。

所以在护理照看患者时应注意劝告患者戒除烟酒，加强营养，减少油脂类和糖类食物的摄入，提高免疫能力；长期卧床患者要勤翻身，防止压疮，增进肢体活动，促进血液循环；留置尿管的患者要注意尿道口清洁,按时消毒,定期更换尿管。如果患者有发热等感染症状,要及时上报医生,根据情况拔除或更换尿管,并送检,应用抗生素等,避免感染加重。

6. 前列腺手术后并发水中毒症需要注意什么

水中毒是指机体摄入水的总量超过排出的水量,水在体内潴留,引起循环血容量增多的病理现象。其特点是血钠下降。根据发病时间是否在 48 小时内分为急性水中毒和慢性水中毒。慢性水中毒常见于长期卧床的老年人,合并慢性疾病者,因肾的调节能力下降,机体对水的调节能力也显著下降,加上日常补液偏多,逐渐出现的慢性水中毒。

与手术相关的急性水中毒是指膀胱镜手术或电切术中膀胱冲洗液经手术创面大量快速吸收入血引起的,以稀释性低钠血症和血容量增多为特征。患者初期血压升高,中心静脉压升高及心动过缓,后期血压表现为下降,烦躁不安,出现意识障碍,恶心呕吐,视物模糊,呼吸急促等脑水肿症状;当容量过多致肺水肿时表现为胸闷、呼吸困难,气促、咳嗽,听诊肺部可闻及湿啰音;肾区水肿可导致少尿或无尿;当体内液体大量增加,血钠稀释,浓度降低至120mmol/L 时表现为神志恍惚;当低于 110mmol/L 时可发生抽搐和意识丧失、休克,甚至心搏骤停而死亡。

所以对于肾功能下降、心肺代偿能力降低的老年患者,应注意限制液体摄入,在保证每日生理需要量的同时,要适当利尿,减轻容量负荷,老年人一旦出现肢体水肿,或意识障碍等,应及时就医,排查病因,避免病情恶化。

7. 泌尿外科手术后如何预防血栓形成

静脉血栓栓塞主要表现为深静脉血栓和肺栓塞,发病率仅次于急性冠脉综合征和脑卒中。在泌尿外科手术中多见于恶性肿瘤术后,如根治性膀胱切除术、前列腺切除术后等。

老年患者术后常常体质虚弱,卧床时间长。那么应如何避免血栓的发生呢? 对此,患者术前应尽量避免卧床,不能下床者可进行卧床运动。术后早日下床活动,不仅能够降低下肢血栓风险,还有助于肠道功能的恢复。对于离床活动不方便的老人,则可采用间歇充气加压泵或穿戴弹力袜,促进下肢血液循环,经常作人工按摩下肢也在一定程度上有辅助作用。医生也应根据患者情况在围手术期选择合适的抗凝药物进行药物性预防,并鼓励患者加强运动锻炼多方面降低血栓风险。

资源1

扫码看视频,学习
ERAS 基础操——
围手术期加速康复操

8. 泌尿外科手术后如何缓解疼痛

泌尿外科手术通常可分为经尿道手术、根治性手术、腹腔镜手术等。经尿道碎石类手术在麻醉后,无论半麻还是全身麻醉,均可达到舒适化手术麻醉,使患者免受疼痛;术后麻醉作用消失后,因患者脏器有内脏神经支配,术后可能有轻中度的内脏疼痛感,而体表痛不明显。

结石类手术术后常置入输尿管支架管,留置期间一些患者出现腰腹部疼痛等症状,对此,患者可增加饮水量,勤排尿,每日饮水 2 000~3 000ml,避免憋尿或用力排尿,以免尿液反流;同时避免剧烈运动,减轻支架管的刺激;轻中度疼痛可服用镇痛药物缓解;如疼痛明显,无法减轻,则需及时就医,或告知医护人员进行处理,必要时拔除输尿管支架。

对于根治性或腔镜类手术,切口或操作部位的疼痛是术后最常见的症状,一般情况下,患者对较为缓和的术后疼痛均可耐受,但是对于腹部剧烈疼痛或患者对疼痛较敏感时,经麻醉医生综合评估后可使用术后镇痛泵、区域性神经阻滞,切口局部浸润麻醉以及合并使用非甾体类镇痛药物等多模式镇痛,以达到舒适化医疗的目的。

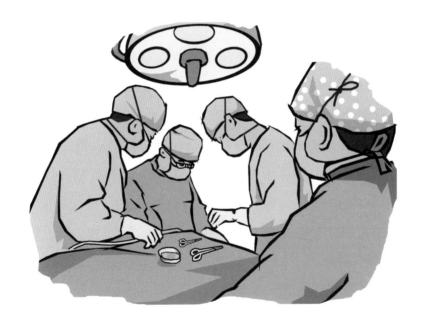

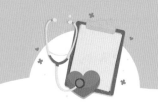

第十四章　妇科盆底手术的围手术期知识

1. 基础性疾病较多的患者做妇科盆底手术需要注意什么

在老年女性妇科盆底手术围手术期,如果患者有一些基础性疾病,手术可能会有一定的风险。一些常见的基础性疾病包括高血压、糖尿病、心脏病、肺部疾病等。这些疾病可能会影响手术的安全和患者康复。例如,高血压是心脑血管疾病最重要的危险因素,常与其他心血管危险因素共存。因此,高血压患者手术的麻醉过程就存在不同程度的风险,这主要与不同脏器的受累情况有关,高血压主要引发的心绞痛、心力衰竭、高血压脑病、糖尿病以及脂质代谢紊乱等都会显著增加手术和麻醉的风险!且高血压病程越长,受累脏器越多,风险越大,病程短而进展迅速(恶性高血压),风险同样很大;其中,高血压 3 级的患者围手术期发生心脑血管意外的风险将明显增加。

为了降低手术风险,患者需要在手术前告知医生自己的基础性疾病和用药情况。医生会根据患者的具体情况制定个性化的手术方案,并在手术前进行全面评估和准备。对于一些基础性疾病比较严重的患者,医生可能需要在手术前进行进一步检查,如心脏超声、冠状动脉计算机体层摄影血管造影(computer tomographic angiography,CTA)、肺功能检查等。在手术过程中,麻醉医师会密切监测患者的生命体征,如心率、血压、氧合等,并根据需要进行相应的处理。在手术后,医生会制定个性化的恢复方案,并密切关注患者的恢复情况。

2. 妇科盆底手术会影响心肺功能吗

在老年女性妇科盆底手术围手术期,手术可能会对患者的心肺功能产生一定的影响。手术期间,患者需要接受全身麻醉或局部麻醉,这可能会对心肺功能造成一定的负担。此外,手术后可能会因疼痛不适或不能有效咳嗽,导致呼吸受限、通气不足以及痰潴留,并可发展为肺不张和或肺部感染等并发症,这也会对心肺功能产生影响。有原发呼吸疾病的患者术中和术后出现问题的危险性增高。如果在术前明确诊断和有效控制原发病,并发症就会减少。了解患者的治疗情况、早活动、术前和术后肺部理疗,对所有的患者都有益处。

但是,对于大多数老年患者来说,手术的风险是可以控制的。在手术前,医生会对患者进行全面术前评估,包括评估患者的心肺功能、肝肾功能和其他检验指标等,根据患者的具体情况制定个性化的手术方案,以最大程度地降低手术风险。在手术期间,麻醉医生会密切监测患者的心肺功能、血压、心率、氧合等指标,并及时采取措施,以保证患者的安全。术后患者如果出现呼吸困难、心悸等症状,医生会及时处理,包括给予吸入氧气、使用支气管扩张剂、调整药物剂量等。

总体来说,老年女性妇科盆底手术围手术期存在一定的风险,但是通过全面评估和严密监测,可以最大程度地降低风险,并确保患者的安全。

3. 妇科盆底手术后常见的并发症有哪些

老年女性妇科盆底手术由于手术的复杂性,会存在一些并发症。这些并发症包括气体栓塞、皮下气肿、神经损伤等。我们医生在手术时会尽量避免并发症的发生。具体的并发症及简单的预防如下:

(1)气体栓塞:是最令人害怕和最危险的并发症,常表现为血氧、血压下降,心率增快等。患者术后返回病房后,应给予吸氧,心电监护,家属及陪护严密监护,一旦患者出现不适应及时上报医生,及早抢救。

(2)皮下气肿:妇科腔镜手术术中要行人工气腹,长时间高压力的二氧化碳可经腔镜与伤口间隙扩散到皮下组织,表现出"握雪感"。手术过程中麻醉医生会严密监测患者生命体征,当患者返回病房后,家属应做好监护,当触碰患者时发现皮下异样感,应立即呼叫医生,观察是否需要处理。

(3)神经损伤:头低位时神经受损是潜在的并发症。必须小心使用肩托,以免损伤臂丛神经。当患者位于截石位时必须注意保护。将下肢置于功能位,用软保护垫保护下肢关节,避免硬性压伤。

(4)胃内容物误吸的危险:气腹使腹内压升高,也使胃内压升高,有胃内容物反流、误吸的危险。预防呕吐误吸,需要患者严格遵循禁食禁饮的医嘱,手术前食用易于消化的食物,术前禁食 6 小时以上,禁水 2 小时,降低误吸风险。

(5)恶心、呕吐:术后恶心呕吐多与手术类型、手术时间、术中麻醉药物等多种因素相关,也与患者体质有关。女性、有眩晕病史、容易晕车的患者更多见。全麻患者清醒后应平卧,头偏向一侧,防止呕吐物吸入呼吸道。术后 6 小时,可先尝试服用温开水,冲淡胃液,避免油腻辛辣食物,尽量吃一些新鲜蔬菜水果等。如果呕吐严重,应暂停进食,遵从医嘱补液,给予止吐药等。

(6) 深静脉血栓:气腹减少下肢静脉回流,如果手术时间过长有产生深静脉血栓和肺动脉栓塞的危险。对于高危人群,低分子量肝素和抗血栓药可做预防治疗。

(7) 腹腔镜术后患者主诉内脏痛、盆腔痉挛痛、横膈刺激后的肩痛以及特殊体位造成的颈肩痛等。治疗措施有:非甾体抗炎药,腹腔内应用局麻醉药或盐水冲洗,伤口局部应用局麻醉药,尽可能排尽剩余气体,减少切口大小和数目等。

(8) 宫腔镜手术需要大量灌注液进行膨宫,吸收过量可引起体液的超负荷和低钠血症;临床上把由于电切术中,体内吸收大量非电解质灌流液所引起的一系列症状和体征称为 TURE 综合征,患者表现为心动过缓、高血压,随之出现低血压、恶心、呕吐、头痛、视力障碍、兴奋、精神紊乱等,如不及时诊治,可导致癫痫、昏迷、休克甚至出现生命危险。原则上应该采用有效低压灌注,尽量控制手术时间,同时在整个手术当中进行一系列生命体征监测,密切观察患者的各项生命体征,及时鉴别水中毒的发生,一旦出现水中毒的症状应马上停止手术操作,给予吸氧、利尿、纠正低钠血症等水电解质紊乱,必要时进行气管插管。

资源5

扫码看视频,学习腹部操——普外科、妇产科加速康复操

4. 妇科盆底手术后如何缓解疼痛

术后疼痛是手术常见的并发症之一。不同手术的疼痛程度不尽相同,而且对于不同的疼痛也应该采取不同的处理措施。手术

结束后采用合理的镇痛方式来预防术后的疼痛,但由于个体的差异,仍会有患者在术后感觉到不同程度的疼痛。术后患者如果感觉疼痛,医生可以根据患者年龄等个体特点,选用适当的镇痛补救措施。具体如下:

使用止疼药物:

(1)术后镇痛泵可维持镇痛药物血药浓度接近最低有效浓度。且使用简单,易被患者接受,镇痛效果可靠,能提高术后舒适度和早期恢复,是临床应用最广泛的镇痛方式,妇科开腹手术、阴式手术和腹腔镜手术的术后镇痛都可以采用此种方式。

(2)使用镇痛药物:一些患者未使用镇痛泵,术后出现疼痛,可尝试性使用一些镇痛药物,口服、肌内注射或静脉注射,都可取得一定的效果。

(3)适当休息和睡眠:手术后需要适当休息和睡眠,避免过度活动或长时间站立,减轻手术部位的压力和疼痛。如果需要起床活动,请注意动作轻柔,避免剧烈运动。

(4)合理的饮食:手术后需要注意饮食,避免吃辛辣刺激性食物和饮料,同时多喝水以保持身体的水分平衡。适当的饮食有助于身体恢复。

如果疼痛无法缓解或者出现其他不适,请及时联系医护人员以便及时处理。

5. 妇科盆底手术后如何预防血栓形成

老年女性妇科盆底手术术后出血的情况因手术类型、患者自身凝血功能等因素而异。一般来说,手术后的出血主要集中在术后 24 小时内,如果出血量较大或出血持续时间较长,应及时告知手术医师。

止血方式包括：

(1) 压迫止血：用于较为广泛的创面渗血，一般采用干纱布直接压迫出血创面数分钟，即可控制出血。有时渗血较多，可将纱布垫浸于50~60℃无菌热生理盐水中，拧干填塞压迫于出血创面3~5分钟，可较快控制渗血。

(2) 钳夹止血：对于明显的活动性血管出血，用血管钳尽可能准确地钳夹，一般数分钟后即可止血。

(3) 结扎止血：钳夹止血效果不可靠时或较大血管出血时，可用结扎止血。

(4) 电凝止血：利用高频电流凝固小血管止血，实际上是利用电热作用使血液凝结、炭化，用于小血管出血，可先用血管钳将出血点钳夹，然后通电止血。也可用单极或双极电凝镊直接夹住出血点止血。

根据文献报道，高达45%妇科手术患者会发生静脉血栓栓塞症，其中约40%会引起肺栓塞，但通过有效预防，可大大降低其发生率。静脉血栓栓塞症的预防措施包括机械性预防和药物预防，机械性预防措施包括间歇性气囊加压和梯度压力袜（俗称"弹力袜"）。药物治疗包括低分子肝素或低剂量肝素等，均被证实可降低妇科手术术后静脉血栓栓塞症发生率。

6. 妇科盆底手术中如果出血较多会不会造成贫血

在老年女性妇科盆底手术围手术期，如果患者出血较多，可能会导致贫血。贫血是指血液中红细胞数量或质量不足，导致氧输送能力下降的一种疾病。手术期间和术后出现的大量出血可能会导致贫血,表现为疲乏、乏力、头晕等症状。

为了避免或减少手术期间和术后的出血,医生会采取一系列措施,如在手术前评估患者的出血风险、选择合适的手术方式、减少手术时间等。在手术期间,麻醉和手术医生都会密切监测患者的出血情况,并及时采取措施控制出血。

如果患者出现贫血的情况,医生会根据患者的具体情况制定相应的治疗方案,如输血、口服铁剂等。同时,患者也需要注意饮食和营养,增加身体对铁的吸收改善贫血。

7. 妇科盆底手术后如何尽快康复

在老年女性妇科盆底手术围手术期,术后的康复是非常重要的,可搭配加速康复操中的腹部专科训练。

（1）术后

1）术后 6 小时,如果生命体征平稳,就可以开始锻炼了,这时候可以做的有:屈臂、握拳、屈足、翘趾、蹬腿等运动。或者让患者仰卧位,膝下垫枕,做深而慢的呼吸动作;

2）术后 24~48 小时,若无不适,应在护工、家人的陪同下下床活动,让护工或家人扶着坐在床沿或沿着床走动,每天 1~2 次,每次半小时左右;

3）年龄较大、身体虚弱或有心脏病的患者可延缓下床活动的时间,在床上做一些挥动手臂、抬腿、抬臀等活动;

4）腹部按摩:可以让家属等以脐部为中心,避开手术伤口顺时针按摩腹部,同时沿切口两侧自上而下按摩,每次 10 分钟,随着术后时间的增加,活动量可渐渐加大。

（2）出院后

1）休息和恢复：手术后需要适当休息和恢复，以便身体能够尽快恢复。患者需要遵守医生的建议，如避免剧烈运动、提取重物等活动，以减少对身体的负担。

2）盆底肌肉锻炼：盆底肌肉锻炼是非常重要的，可以帮助增强盆底肌肉的力量和控制能力，从而减少尿失禁等问题。患者可以在医生的指导下进行盆底肌肉锻炼。

3）饮食和营养：患者需要注意饮食和营养，以帮助身体尽快恢复。建议患者多吃蛋白质、维生素和矿物质等营养物质，避免过度饮酒和吸烟等不良习惯。

4）注意个人卫生：术后需要注意个人卫生，保持外阴清洁和干燥，以避免感染等问题。

5）定期复诊：患者需要定期复诊，以便医生能够及时发现并处理任何问题。在复诊过程中，医生会对患者进行全面检查，并根据需要调整治疗方案。

资源5

扫码看视频，学习腹部操——普外科、妇产科加速康复操

总之，术后康复需要患者积极配合医生的治疗和建议，并在日常生活中注意身体健康。

8. 妇科盆底手术后如何预防并发尿失禁

老年女性妇科盆底手术或长期盆底松弛均可导致尿失禁，但并不是所有的手术都会导致漏尿。手术类型、手术技术、患者身体状况等都会影响手术后的尿失禁情况。

为了预防或减少手术后的尿失禁，患者可以在手术前和手术后进行盆底肌肉锻炼，这有助于增强盆底肌肉的力量和控制能力。

此外,患者在术后需要遵守医生的建议,如避免剧烈运动、提取重物等活动,以减少对盆底肌肉的刺激,也要防感冒咳嗽,使腹压增加,不利盆底康复。

如果患者出现了尿失禁的情况,可以采取以下措施进行康复:

(1)盆底肌肉锻炼:通过缩肛运动进行盆底肌肉锻炼,可以增强盆底肌肉的力量和控制能力,改善尿失禁的症状。

(2)药物治疗:有些药物可以帮助控制尿失禁的症状,如抗胆碱药物、α受体阻滞剂等。

(3)物理治疗:如电刺激、生物反馈等物理治疗方法,可以帮助增强盆底肌肉的控制能力。

资源5

扫码看视频,学习腹部操——普外科、妇产科加速康复操

(4)手术治疗:在一些严重的尿失禁病例中,手术可能是必要的选择。手术方式包括人工括约肌植入术、膀胱颈成形术等。

需要注意的是,不同类型的尿失禁需要采取不同的治疗方法。因此,如果患者出现了尿失禁的情况,应及时咨询医生,以便得到正确的治疗建议。

9. 妇科盆底手术后会影响正常生活吗

在围手术期,患者需要接受手术治疗和康复护理,这可能会对患者的生活造成一定程度的影响。以下是一些可能会影响患者生活质量的因素:

(1)术后疼痛和不适:手术后可能会出现疼痛、不适等症状,这可能会影响患者的日常生活和睡眠。

(2)恢复期:盆底手术后需要一定的恢复期,患者需要适当休息和恢复,避免过度劳累和剧烈运动等活动,这可能会对患者的日

常生活造成一定的影响。

（3）并发症：手术后可能会出现一些并发症，如尿失禁、排便困难等，这也会影响患者的生活质量。

（4）心理压力：手术前后可能会给患者带来一定的心理压力和焦虑，这也会对患者的生活造成影响。

总的来说，在围手术期患者需要遵守医生的建议和指导，积极进行康复护理和锻炼，以促进身体的恢复和提高生活质量。

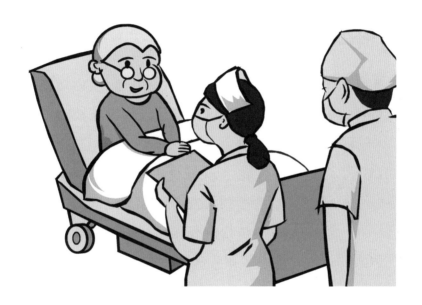

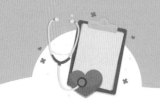

第十五章　口腔耳鼻咽喉手术的围手术期知识

1. 血压控制不好的患者做口腔耳鼻咽喉手术需要注意什么

做什么手术都是会有风险的。老人血压不好，做口腔耳鼻咽喉手术同样存在风险。很多鼻出血就是因为血压控制不好引起的。手术过程中血压可能会发生一定的波动。手术前控制好血压，术中的血压也会更平稳，可以明显减少术中出血的风险。如果是局麻下做手术，老人可能会感到紧张或恐惧，这也可能导致血压升高，所以术中需要患者保持放松的心态。此外，术中操作会使用浸有肾上腺素的棉片收缩黏膜血管起到止血效果，这也可能会导致血压升高。所以如果您有高血压请一定告知医生，他们会酌情减少手术中肾上腺素的用量或者不用。不过，需要提醒的是：术前遵医嘱控制好血压对于顺利手术非常关键，我们术前应尽量控制好血压在正常范围。

2. 基础性疾病较多的患者可以做口腔耳鼻咽喉手术吗

对于长期服药且有较多基础性疾病的患者，是否适合进行口腔、耳鼻咽喉手术，需要综合考虑，权衡获益与损害，以下是一些患者要关注的问题：

（1）手术解决什么疾病或消除什么病因：病因和疾病是否影响生活和生存，是否能够消除或改善。

（2）手术范围的大小：评判患者的身体状况是否能够承受；除了手术外是否还有其他有效治疗方式。

（3）目前伴发疾病的情况：如果患者有多个严重的健康问题，比如血压、血糖未控制好，平时爬坡上个楼梯都很累，这可能会增加手术的风险和并发症的风险。需要医生为患者进行全面的身体评估，包括患者的病史、体检结果、实验室检查结果等，进行综合考虑。最大限度地改善伴发疾病的状况。

（4）药物使用情况：长期服药可能会对手术麻醉产生影响。如果患者的药物使用效果不佳，那么需要术前调整药物的种类、剂量，并进行疗效监测和病情评估，制定个体化的麻醉手术方案和紧急措施，以确保手术麻醉的安全和治疗效果。

3. 心肺功能不好的老年患者可以做口腔耳鼻咽喉手术吗

如果患者平时心肺功能不好，又需要进行外科手术，针对这种情况，手术前必须由麻醉科医生及相关科室医生进行术前评估，并提前做好心肺功能调整。若手术会影响患者术后的呼吸或循环功能，麻醉医师还会在麻醉方式的选择和实施上进行综合考虑，全程采取保护措施。通过精确用药等手段，加强麻醉期间的患者系统功能及内环境调整、输液管理和手术后镇痛治疗。在全身麻醉情况下，手术过程中麻醉医生将采用

资源1

扫码看视频，学习
ERAS 基础操——
围手术期加速康复操

人工控制呼吸,患者就不用担心发生喘不过气来的情况了。

4. 口腔耳鼻咽喉手术的麻醉方式有哪些

口腔耳鼻咽喉手术的麻醉方式主要有以下几种:

(1)局部麻醉:这种麻醉方法适用于手术部位比较表浅,且手术操作不影响呼吸道通畅的情况,一般采用局部注射局麻醉药的方式。

(2)气管插管全身麻醉:多用于手术操作比较困难,手术中可能会影响呼吸道通畅者。

(3)全身麻醉联合局部麻醉:这更有利于调节老年患者手术中麻醉药物的适宜剂量,减轻手术疼痛和应激等不良反应,减少对药物的代谢负担,有利于患者手术后的麻醉恢复和功能恢复。不论选用哪种麻醉方法,都要根据患者的具体情况和手术需求来确定,同时麻醉医生的床旁监测也是必需的。老年患者行口腔科手术麻醉时,还需要询问患者牙齿情况,避免将已经松动的牙齿进一步损坏。

5. 口腔耳鼻咽喉手术的出血多吗

口腔耳鼻咽喉手术的出血量因手术类型、手术部位和个体差异而异。目前由于各种止血方法的使用,通常这些手术的出血量是可控的,术后出血的风险也非常小。比如,鼻腔手术在手术前会在鼻腔黏膜滴用血管收缩药,减少术中黏膜出血,并还能减轻黏膜肿胀,让鼻腔腔隙变得宽敞一些,提供较好的手术操作条件。手术结束之前,医生会进行充分的止血。同时为了防止术后出血,医生还会进行认真严格的包扎。无法包扎的地方如鼻腔,医生会使用鼻腔填塞油纱条或膨胀海绵的方法进行压迫止血。当然,手术后出血也是一项无法完全避免和十分危险的术后并发症,虽然发生概率特别小,但仍然会发生。因此,在手术结束后的几天内,医生会十分关注这种少见的并发症。当然,患者如果发现了可能存在术后出血的情况,也需要第一时间告知医护人员。这样,即使出现了出血的情况,只要及时处置,也不会存在太大的风险。

6. 口腔耳鼻咽喉手术后该如何预防呼吸道感染

口腔耳鼻咽喉手术后是有可能发生呼吸道感染的。口腔及耳鼻咽喉的解剖结构就决定了这些部位就是带有细菌的,只是由于手术操作可能打乱了这些部位细菌的平静生活,从而造成感染。为了避免这样感染的发生,手术前和术后保持这些部位的清洁卫生,漱口时应当注意牙齿和咽喉的清洗,可以减少口腔细菌的滋生,预防感染;术前术后戒烟,避免刺激性物质的接触,以减少对呼吸道的刺激;保持充足的睡眠、避免熬夜,增强身体免疫力;根据您手术情况、临床表现以及检验结果决定是否使用抗生素。同时,可搭配加速康复操口咽腔部分的专科训练,一定程度上减少术后呼吸道相关并发症。

资源2

资源4

扫码看视频,学习
呼吸操——呼吸
运动

扫码看视频,学习
口腔操——口腔科
加速康复操

7. 口腔耳鼻咽喉手术中会发生误吸、窒息吗

在口腔耳鼻咽喉手术中,手术部位与气道相通,可能会出现误

吸,甚至窒息等危险情况。例如,在鼻咽喉手术中,如果术中出血,血液可能会被误吸进入呼吸道,导致呼吸困难或窒息。因此,在口腔、耳鼻咽喉手术采用局部麻醉时,手术医生会采取相应预防措施,如采取合适的体位、使用吸引装置抽吸手术的出血和分泌物,及时有效止血,以防止误吸和吸入性肺炎的发生,必要时紧急气管内插管进行肺灌洗治疗。而全身麻醉气管内插管技术可以避免这类手术当中的反流误吸。但在全身麻醉诱导时或苏醒拔管后,则没有这样的预防功能。因此,术前遵守医嘱进行标准的禁饮禁食,术后按要求开始进食以及术后开始喝水进食时防止呛咳,都是有效的自我预防措施。

8. 口腔耳鼻咽喉手术后该如何缓解疼痛

口腔耳鼻咽喉手术后可能会出现疼痛,但不同部位的疼痛并不一致。这可能与手术过程中造成的创伤部位不同、术后炎症反应以及个人对疼痛耐受能力不同等因素有关。针对该类手术后疼痛的特点,介绍一些缓解疼痛的方法,患者可以试一试:

(1) 术后少说话,保持平静呼吸,避免过度用力,以免牵扯伤口,加重疼痛。

(2) 术后进食冷饮食,避免过热、辛辣、刺激性食物,以免刺激伤口,加重疼痛。

(3) 术后可以使用冷敷的方法缓解疼痛,如用冰贴、冰袋冷敷,但应注意冷不适、低温、寒战。

(4) 保持口腔清洁,饭后漱口。

(5) 按照医生的建议使用镇痛药物。

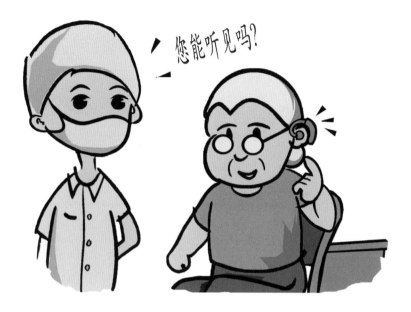

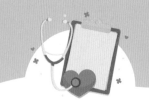

第十六章　眼科手术的围手术期知识

1. 老年高血压患者能做白内障手术吗

高龄患者多合并高血压等多种合并症,这也是导致高龄患者手术风险显著增高的原因。随着医疗技术的提高,医生对疾病的认识也有了显著提升,同时围手术期安全也有了显著的提升。因此,目前我们手术患者的年龄也越来越大。许多之前无法做的手术,也可以在高龄患者安全地完成。所以,可不可以做白内障手术是根据具体情况而定。如果高血压控制在正常范围之内,也没有其他的严重并发症,经医生评估后,相信大部分老年患者是可以承受相应的手术的。但老年患者应特别注意身体有没有其他症状,如胸闷、胸痛、心慌、气短、头晕、乏力。但是如果血压控制不满意,且有明显的不舒适症状,则建议将血压控制在正常范围之内,调整好身体状态后再考虑手术,这样可以减少并发症发生,保证手术效果。

2. 眼科手术一般选择什么麻醉方式

多数眼科手术由于创伤小,传统局部麻醉方式基本可以满足大部分眼科的手术。但手术中要求患者能配合,无恐惧感。比如白内障手术,因为手术时间比较短也不痛苦,所以只要局部麻醉即可顺利完成手术。但对于比如老年痴呆患者和其他一些肿瘤性质的大手术，由于手术时间长，手术操作可能会带给患者不舒适或心理的强恐惧感，全身麻醉就会更适合。因此，具体选择什么麻醉还需要根据患者的本身情况，疾病情况来综合决定，做到在保障手术顺利的情况下，还得保障患者安全，尽量让患者感到舒适。

3. 糖尿病对眼科手术有什么影响

糖尿病患者进行眼科手术时，需要特别注意术前的评估和术后的护理。首先，糖尿病会增加视网膜病变的风险，因此在手术前需要进行全面的眼部检查，以确定是否存在视网膜病变等并发症。同时，患者需要进行全面的身体检查，以确定糖尿病是否对其他器官产生了影响。在手术前，患者需要根据医生的建议进行药物管理。长期使用口服降糖药物或胰岛素治疗的糖尿病患者，在手术前需要调整药物剂量或使用方式，以避免手术期间出现低血糖等并发症。此外，一些口服降糖药物，例如二甲双胍和格列美脲等，可能会影响肾功能，因此在手术前需要进行肾功能评估。在术后的恢复期间，患者需要特别注意眼部护理。由于糖尿病会影响伤口愈合和免疫功能，因此患者需要按时使用医生开具的眼药水和药物，以防止感染和其他并发症的发生。此外，患者还需要注意饮食和运动，以保持良好的血糖控制状态。避免强光，还可配戴墨镜。防止感冒咳嗽，预防便秘。

4. 高血压患者做青光眼手术需要注意什么

如果患者血压高，可以使用药物来控制血压。通常情况下，医生会依据患者当前正在使用的药物为基础,视患者血压调控情况决定是否调整用药。调整用药原则包括替换长效的降压药,可能影响术中血压管理以及可能对水、电解质平衡影响大的一些降压药物。在青光眼手术前,患者是否停用降压药物也是根据不同药物种类来判断的,具体停药时间与种类需要遵循医生的建议。在停药期间,患者需要密切监测血压变化,有异常情况应及时向医生汇报。

5. 白内障手术一般需要多久

不同的手术方式,会选择不同的麻醉方式,通常分为全身麻醉和局部麻醉。医生会根据手术要求及患者需求,选择合适、合理的麻醉方式。一般情况下手术过程中不会有明显的疼痛感觉,术后随着麻醉药物的消失,部分人可能会有轻微不适,如异物感或轻微刺痛,通常一段时间后可自行恢复。

手术时间的长短是由多种因素决定的,包括手术复杂程度、病情严重程度、术前准备以及手术团队的经验和技术等。手术复杂程度是决定手术时间长短的最关键因素之一。复杂的手术可能涉及多个步骤、深入的解剖结构操作或需要额外的注意和细致的操作技巧。病情重、复杂的手术一般需要更长的时间。另外,一些手术前的准备和特殊要求包括麻醉方式选择、体位摆放、特殊器械准备以及手术前必需的特殊检查等步骤,都是影响整体手术时间的一部分。另外,如果是全身麻醉,患者手术后还需要一定的时间来苏醒,这些都属于人们通常意义上对手术时间的理解。总之,医生会尽力在保证手术安全有效的前提下,尽可能缩短手术时长。

6. 眼科手术会影响心功能吗

眼心反射是指眼周组织受到压迫或牵拉时，引起的心率减慢、心律异常，伴有胸闷不适等的症状，严重者可以导致心搏骤停。一般停止操作后上述不适症状可自行消失。如果患者处于全身麻醉状态，则心率可能是唯一的可见变化。因此，在局麻状态下，在对眼球进行操作时，应该关注患者的主诉。如果有不舒适反应，应该及时告诉医生，医生可以视情况决定是否停止操作。如果是全身麻醉，则应该监测心率变化。如果心率急剧下降，则应该暂停所有的操作。等心率恢复或者进行药物干预后再行后面的手术操作。

7. 眼科手术后多久才能恢复视力

眼科手术后患者的视力恢复时间因手术类型和个体差异而异。对于白内障手术，患者通常能在手术后几天内看清楚，但是需要一段时间才能适应新的人工晶状体。对于近视激光手术，患者可能需要几周或几个月才能调整到最佳状态，因为角膜需要一段时间来愈合和稳定。对于视网膜再附手术，由于视网膜的愈合需要较长时间，患者可能需要几个月的时间才能完全恢复视力。在术后的恢复期间，患者需要遵循医生的建议进行护理和康复训练。一般来说，患者需要避免剧烈运动和提重物，避免用手揉眼睛，避免接触污染物等。此外，患者还需要按时使用医生开具的眼药水和药物，以避免感染和其他并发症的发生。在恢复期间，患者可能会出现一些不适和并发症，例如视力模糊、眼部疼痛、干眼症等。

如果出现这些情况,患者应该及时就医,并遵循医生的建议进行治疗和护理。总之,眼科手术后患者的视力恢复时间因手术类型和个体差异而异,但是通过遵循医生的建议进行护理和康复训练,患者可以加速视力的恢复。

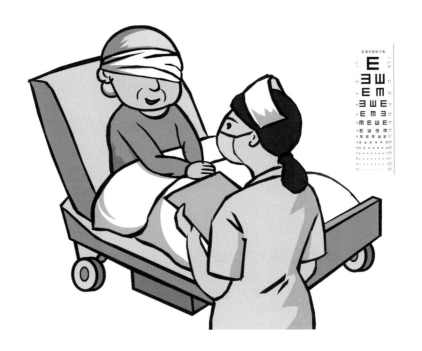